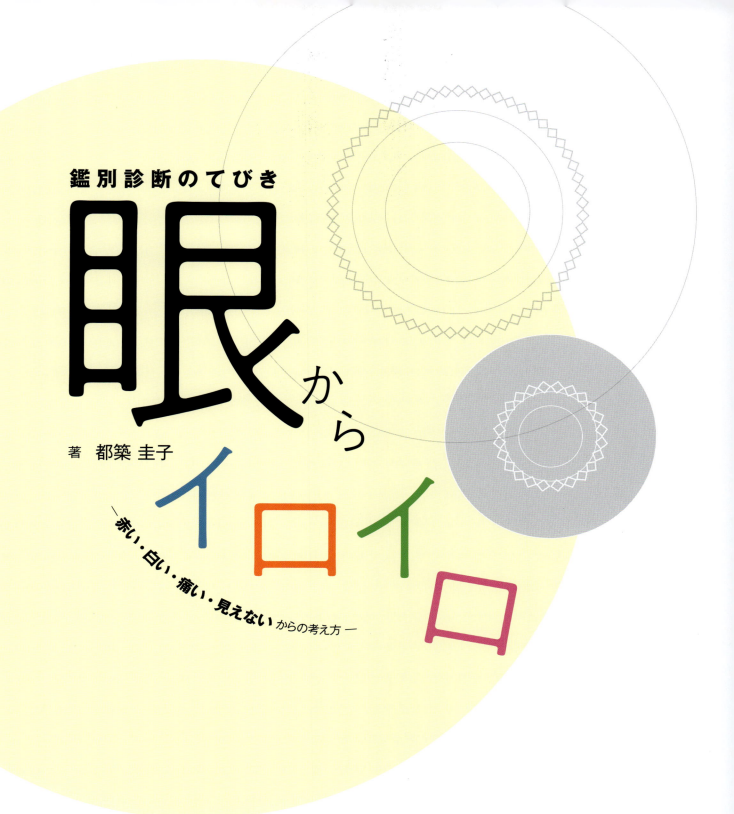

鑑別診断のてびき

眼からイロイロ

著 都築 圭子

―赤い・白い・痛い・見えないからの考え方―

EDUWARD Press

まえがき

　前著『イラストと写真で学ぶ眼科診療　眼からウロコ』が発刊されてすでに３年が経ちました。おかげさまで好評な書籍となり，大変嬉しく思います。想像していた以上に好評で本人もびっくりしています。この場を借りて御礼申し上げます。先輩や同級生からはしばらく名前で呼んでもらえず，「ウロコ」と呼ばれていました。そのウロコの発刊が終わってすぐに，もう本書の計画を立てはじめていました。「今度はウロコでは書ききれなかったことをさらに詳しく掘り下げて，一次診療でも実施可能な外科処置の解説もプラスしよう！」　そのため，ウロコは診察で困ったときにすぐに調べられるように，見開きでおさめることやチャートでみせることを意識してつくりましたが，本書は「時間があるときにゆっくり考えながら読む書籍」を意識してつくりました。

　眼以外の疾患でも，よく似た症状だけど違う病気だったということはよくあります。鑑別診断は非常に重要で，間違った診断が最悪の事態を招くこともあります。私がよく耳にするのは，「眼はよくわからない」という言葉です。「赤い，白い」などの色の変化，「痛い，見えていない」などの状態の変化は，獣医師でなくてもわかります。慣れないうちは，それらが「なぜ起こっている？」を診断するところで足踏みをしてしまいます。しかし，それを診断するのが獣医師の仕事です。「眼が赤くて痛い＝傷だね！」，「眼が赤くて痛くて見えない＝緑内障だね！」なんて，合言葉のような考え方はダメです！　本書の第２～５章では，最初に病態の解説，考えられる疾患，それぞれの症状や疾患の鑑別のしかたとポイントをまとめ，そして実際の症例をあげて検査結果をもとにどのように診断していくのかを紹介しています。最後の第７章では，一次診療でも可能な簡単な処置と手術もいくつか紹介しました。簡単な眼科処置や手術は，通常の外科手術ができれば誰でも実施可能です。しかし，細かな注意点を知らないままに行うと，角膜が濁ったり再発したりします。これらについても，実際の症例をあげて手技とポイントを紹介します。本書は，若手の獣医師もベテラン獣医師も，誰にでも役立つように「じっくり考えながら読む書籍」に仕上げました。ウロコと同様に，多くの先生方の日常診療のお役に立てればと願っています。

　最後に，ウロコのときから懲りずに？長～く私と一緒に「わかりやすい眼科の本」づくりを目指して協力していただいた株式会社インターズー編集部　荻原由佳様に，心より感謝申し上げます。

都築　圭子

もくじ

まえがき ……………………………………………………………………………………… iii

第 1 部　眼の解剖・症状・検査　5

第 1 章　解剖と眼科検査　6

眼の解剖 ……………………………………………………………………………… 6
赤くなる部位・機序 ……………………………………………………………… 8
白く濁る部位・機序 ……………………………………………………………… 9
痛くなる部位・機序 ……………………………………………………………… 10
眼科検査 ……………………………………………………………………………… 10

第 2 部　鑑別診断の手順と実際　17

第 2 章　眼が赤い　18

「眼が赤い」とは? …………………………………………………………………… 18
眼が赤い症例がきました。さあ, どうする? …………………………… 18
「結膜が赤い」場合 ………………………………………………………………… 20
実際の症例で鑑別してみよう …………………………………………………… 23
「角膜が赤い」場合 ………………………………………………………………… 34
実際の症例で鑑別してみよう …………………………………………………… 38
「眼の中が赤い」場合 ……………………………………………………………… 48
実際の症例で鑑別してみよう …………………………………………………… 53
おわりに ……………………………………………………………………………… 63

第3章　眼が白い　64

「眼が白い」「眼が濁っている」とは? ……………………………………………… 64
眼が白い症例がきました。さあ, どうする? ……………………………………… 64
「角膜が白い」場合 …………………………………………………………………… 65
実際の症例で鑑別してみよう ……………………………………………………… 68
「前房が白い」場合 …………………………………………………………………… 78
実際の症例で鑑別してみよう ……………………………………………………… 82
「水晶体が白い」場合 ………………………………………………………………… 90
実際の症例で鑑別してみよう ……………………………………………………… 94
おわりに ……………………………………………………………………………… 105

第4章　眼が痛そう　106

「眼が痛そう」とは? ………………………………………………………………… 106
眼が痛そうな症例がきました。さあ, どうする? ……………………………… 107
実際の症例で鑑別してみよう ……………………………………………………… 111
おわりに ……………………………………………………………………………… 127

第5章　眼が見えていない　128

「眼が見えていない」とは? ………………………………………………………… 128
眼が見えないらしい症例がきました。さあ, どうする? ……………………… 129
実際の症例で鑑別してみよう ……………………………………………………… 135
おわりに ……………………………………………………………………………… 153

第6章　くらべる Q&A　誤診しやすい症例を正しく鑑別してみよう　154

はじめに ……………………………………………………………………………… 154
問題1　眼が白い・犬 ……………………………………………………………… 154
問題2　眼が白い・猫 ……………………………………………………………… 162
問題3　散瞳&眼が見えないかも・犬 …………………………………………… 169
問題4　眼の中にできものがある・犬 …………………………………………… 176
問題5　眼の色が変わった・猫 …………………………………………………… 183
おわりに ……………………………………………………………………………… 190

もくじ

第3部　一次診療のための外科 ……………… 191

第7章　外科的治療・処置 ─一次診療でできるテクニック …………………… 192

はじめに …………………………………………………………… 192
そろえておくと便利な器具 ……………………………………… 192
眼科手術のための消毒・点眼麻酔 ……………………………… 194
一次診療でできる眼科手術 ……………………………………… 195

初級編
眼瞼縫合術 ………………………………………………………… 195
瞬膜フラップ術 …………………………………………………… 198
眼瞼腫瘤切除術 …………………………………………………… 200
角膜格子状切開術 ………………………………………………… 203

中級編
結膜フラップ術 …………………………………………………… 205
シリコンインプラント挿入術（義眼挿入術） ………………… 208
おわりに …………………………………………………………… 211

さくいん ……………………………………………………………… 213
本書に登場した症例の診断名一覧 ……………………………… 219

1st Section

第 1 部

眼の解剖・症状・検査

第 1 章

解剖と眼科検査

第1章

解剖と眼科検査
Anatomy & Examination

Let's study basics

眼の解剖

1 眼表面の構造

❶眼瞼

瞬き(瞬目)をすることで，角膜表面の保護，眼内へ進入する光の調節，過剰な光刺激からの保護などを行っている。そのほかに涙液の分泌，眼表面への分布，排泄の機能ももつ。動眼神経と三叉神経の支配のもとで上眼瞼挙筋とミュラー筋により開瞼し，顔面神経の支配のもとで眼輪筋により閉瞼する。

❷第三眼瞼(瞬膜)

内眼角に位置し，T字軟骨により形状を維持している。瞬目のたびに涙液が第三眼瞼腺から角膜表面へと分泌され，涙腺からの涙液とともに涙液膜を形成する。

❸結膜

結膜は薄い膜状の構造物で，眼瞼結膜と眼球結膜に分かれ，血管が走行している。結膜充血は，この血管の充血によるものである。

❹強膜

強膜は厚い膜で，コラーゲン線維に富み，眼球の形状を維持している。毛様充血は，強膜に走行している血管の充血によるものである。

❺角膜

角膜は，上皮，実質，デスメ膜，内皮の4層構造である。

①角膜上皮

表層は扁平上皮細胞層，基底膜側は円柱上皮細胞層からなる重層上皮である。ヘミデスモゾームにより角膜実質に接着している。

②角膜実質

角膜の90%を占める部分である。コラーゲン細線維が規則正しい層板構造をなし，角膜の透明性を維持している。コラーゲン細線維の間を満たすようにグリコサミノグリカンが存在するが，実質細胞によりこれらが産生され，層板構造が維持されている。

③デスメ膜

内皮の基底膜。

④角膜内皮

単層で正六角形の細胞からなる。ポンプ機能をもち，角膜内に房水が浸入するのを防いでいる。ヒト，犬，猫では，角膜内皮細胞は再生しないといわれている。

第1章 解剖と眼科検査 Anatomy & Examination
眼の解剖

眼の正面図（犬・右眼）

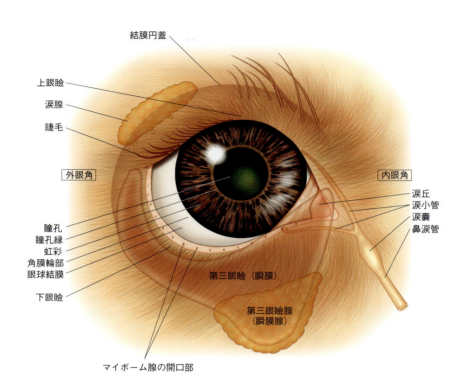

眼の断面構造（犬）

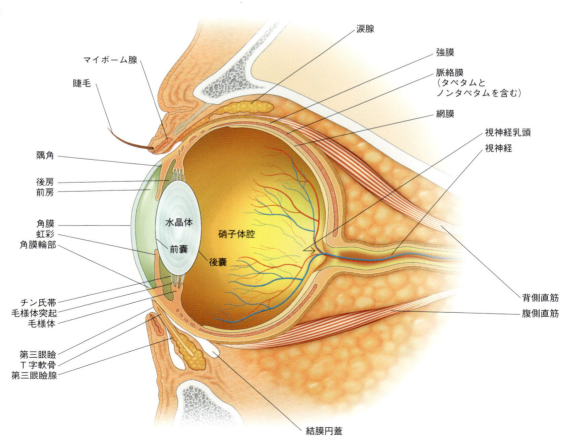

第1部 眼の解剖・症状・検査

2　眼内の構造

❶虹彩・毛様体・脈絡膜（ぶどう膜）

　虹彩は瞳孔を形成し，眼内に入る光の量を調節している。散瞳は交換神経支配のもとで瞳孔散大筋により，縮瞳は副交感神経支配のもとで瞳孔括約筋により起こる。また，虹彩は角膜とともに前房および隅角を形成している。

　毛様体は，房水産生を行い眼球の内圧を一定に維持している。チン氏帯が付着しており，水晶体を支持している。

　脈絡膜は網膜の外側に位置し，網膜に栄養を送っている。タペタムも脈絡膜の一部である。

❷水晶体

　無血管・無神経の透明な組織である。光の屈折を担い，網膜に焦点をあわせるはたらきがある。水晶体は，嚢，皮質，核からなり，35％がタンパク質，65％が水で構成されている。水晶体タンパク質は臓器特異的で，胎生期初期に隔絶されて免疫寛容が成立しないため，白内障や白内障手術の際に水晶体成分が嚢外に漏出すると，ぶどう膜炎が引き起こされる。

❸硝子体

　ゲル状の構造物であり，眼球内で最も大きな体積を占める。

❹網膜

　眼球の最も内側に存在する膜で，10層からなる。大きく分けると神経網膜層と網膜色素上皮である。網膜に存在する視細胞（杆体細胞と錐体細胞）は，視覚情報を処理し，視神経に伝えるはたらきを担う。

❺視神経乳頭

　視神経が1カ所に集まって眼球外へと出ていく場所であり，乳頭状の外見を呈する。視神経は網膜からの刺激を脳へ伝達する重要な役割をもつ。

赤くなる部位・機序

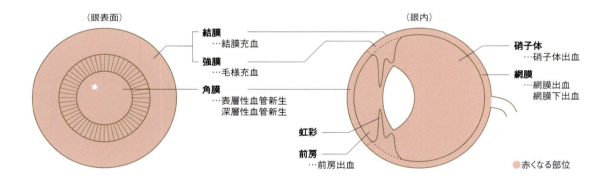

❶結膜

　表在性の炎症や刺激により，結膜に分布する小血管や毛細血管への血液の流入量が増加することで赤くなる（結膜充血）。

❷強膜

　強膜は結膜下に位置し，眼球の形状を維持する厚い膜である。外界からの強い刺激や深層性の炎症により，血液流入量が増加することで赤くなる（毛様充血）。

❸角膜

　角膜は正常であれば無血管組織である。角膜に血管新生が起こると赤くみえる。

・**表層性血管新生**

　涙液や酸素の不足による角膜上皮障害など，上皮細胞に異常が生じている場合に認められる。

・**深層性血管新生**

　角膜実質内での炎症や浮腫が持続した場合に生じる。

❹眼内

眼内が赤くなるのは，次記の血管の豊富な部位から出血したときである．出血の主な原因は，ぶどう膜炎や網膜剥離である．

・虹彩・毛様体
・網膜

白く濁る部位・機序

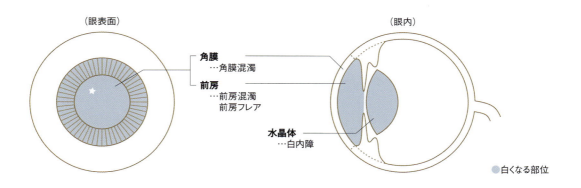

❶角膜

角膜が混濁するのは，涙液膜，角膜の上皮，実質，内皮に構造的な異常が生じたときである．

①涙液膜の異常

涙液膜は油層と水・ムチン層の2層で構成されており，油層は涙液の水成分が蒸発するのを防いでいる．涙液膜は角膜の乾燥予防，感染からの防御，酸素の供給を担い，光学的に平滑を保つはたらきもある．涙液膜が破壊されると，これらのすべてのはたらきが失われ，角膜が混濁する．

②角膜上皮の異常

角膜上皮の構造に異常が生じると，角膜上皮細胞の規則正しい配列が崩れて光が乱反射し，また上皮細胞の欠損により涙液が角膜実質に浸入して角膜浮腫が起こるため，角膜が混濁する．

③角膜実質の異常

角膜実質の構造に異常が生じると，コラーゲン細線維の規則正しい配列が崩れ，光の乱反射が生じ角膜混濁となる．上皮側または内皮側のどちらの障害によっても，角膜実質内に水（涙液または房水）が浸入し，コラーゲン細線維の層板構造が崩れる．

④角膜内皮の異常

角膜内皮細胞の構造が壊れると内皮細胞のポンプ機能も失われ，房水が角膜実質内に浸入し，コラーゲン細線維の層板構造が崩れて角膜混濁が生じる．

❷前房

前房は角膜と虹彩の間の領域を指し，正常な状態では毛様体から産生される房水で満たされている．房水は無色透明な液体であるため，角膜を通して虹彩の構造がはっきりと確認できる．

房水が無色透明を維持しているのは，房水内に細胞成分が滲出しないように血液房水関門がろ過のはたらきをしているためである．房水の混濁は，血液房水関門が破綻し，炎症細胞や脂質などが房水中に滲出することにより起こる．

❸水晶体

水晶体は角膜と同様に血管が走行せず，さらに神経も存在しない組織である．正常な状態の水晶体組織は無色透明であり，囊，皮質，核のいずれかが一部でも混濁した状態を白内障という．水晶体が混濁してみえるのは，水晶体タンパク質が変性するためとされている．

痛くなる部位・機序

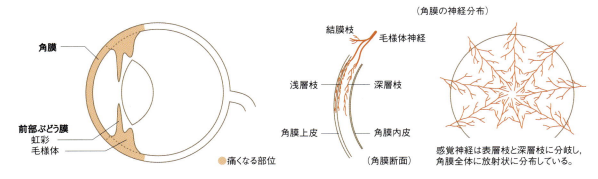

（右2点のイラストは Prince, J. H.（1960）：Anatomy and histology of the eye and orbit in domestic animals, Springfield Ⅲ. C. C. Thomas より引用・改変）

　眼球の痛みを感じる部位は，角膜と，虹彩・毛様体（前部ぶどう膜）である。分布している痛覚神経は，三叉神経の眼神経枝である。

❶角膜（眼表面）

　角膜の感覚神経は，上図のように表層（角膜上皮内・上皮下）および深層（実質の深部）に分かれて分布している。深さによって刺激を受容する線維が異なる。

表層枝…涙液膜の異常，角膜上皮びらん，上皮から実質浅層までの角膜潰瘍

深層枝…実質深層に及ぶ角膜潰瘍，角膜穿孔，緑内障，ぶどう膜炎などの眼内に及ぶ炎症

❷前部ぶどう膜（眼球内）

　三叉神経の眼神経枝は前部ぶどう膜にも分布し，眼内の痛みを受容している。ぶどう膜炎や緑内障などによる眼内の痛みは，角膜深層の神経と，ぶどう膜を走行する神経が感じている。

眼科検査

　眼科検査には，眼疾患を診断するうえで必ず行うべき検査（基本の検査），確定診断をするうえで必要な検査（追加検査），眼の特定の部位を特殊な方法で診断する検査（特殊検査）がある。

基本の検査

1. 基礎神経学的検査
   - 眼瞼反射
   - 威嚇反射
   - 対光反射
   - 眩目反射
2. 涙液量検査
   - シルマーティアテスト
   - 綿糸法
3. 眼圧検査
4. 角結膜染色検査
   - フルオレセイン染色
   - ローズベンガル染色
5. スリットランプ検査
   - 眼瞼
   - 角膜
   - 前房
   - 虹彩
   - 水晶体
6. 眼底検査
   - 硝子体
   - 網膜・網膜血管
   - タペタム領域
   - ノンタペタム領域
   - 視神経乳頭

追加検査

1. 血液検査
   - 全血球計算
   - 血液化学検査
   - 感染症検査
   - 代謝・内分泌検査
2. 画像検査
   - X線検査
   - 超音波検査（眼球・その他）
   - CT・MRI検査

特殊検査

1. 隅角検査
2. 網膜電図検査

第1章 解剖と眼科検査 Anatomy & Examination
Let's study basics | 眼科検査

STEP 1 基本の検査

❶基礎神経学的検査

4つの神経反射を評価し，異常が現れている場合にはどこ(眼球か脳神経か)に障害が起こっているのかを診断する。

・眼瞼反射

まぶたや角膜に触れ，瞬きの反応があるかどうかをみる。三叉神経，顔面神経，外転神経の3つの神経が正常かどうかが評価できる。

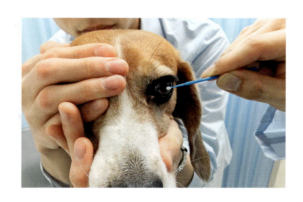

・威嚇反射

動物の眼の前に手をかざして，瞬きの反応があるかどうかをみる。網膜，視神経，顔面神経，大脳皮質視覚野が正常かどうかが評価できる。

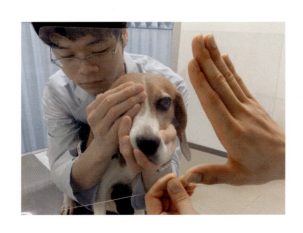

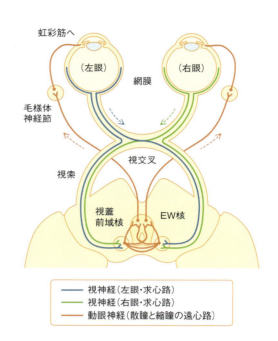

図 1-1 対光反射の経路

・対光反射

動物の眼の中に光を入れ，瞳孔の動きをみる。網膜，視神経，動眼神経が正常かどうかが評価できる（図1-1）。

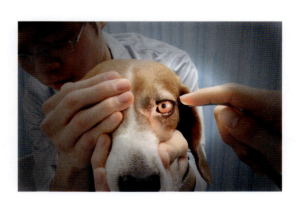

・眩目反射

動物の眼の中に強い光を入れ，眩しそうに眼を閉じる反応があるかどうかをみる。網膜，視神経，動眼神経が正常かどうかが評価できる。

表 1-1 涙液量・眼圧の正常範囲

検査		犬	猫
涙液量	STT1（mm/分）	18.64±4.47〜23.90±5.12（成犬）[A]	14.3±4.7〜16.92±5.73（成猫）[B]
	STT2（mm/分）	6.2±3.1（成犬）[A]	13.2±3.4（成猫）[C]
	綿糸法（mm/15秒）	34.15±4.45（成犬）	23.04±2.23（成猫）
眼圧（mmHg）		19.2±5.9 [D]	19.7±5.6 [D]

STT：シルマーティアテスト（点眼麻酔をせずに測定する方法がSTT1，点眼麻酔の1分後に測定する方法がSTT2）
引用元　A：Gelatt KN, et al, 1975, J Am Vet Med Assoc, 166（4）：368-370.
　　　　B：Arnett BD, et al, 1984, J Am Vet Med Assoc, 185（2）：214-215.
　　　　C：McLaughlin SA, et al, 1988, J Am Vet Med Assoc, 193（7）：820-822.
　　　　D：Miller PE, et al, 1991, Am J Vet Res, 52（11）：1917-1921. TONO-PEN™ XLで計測

❷涙液量検査

角膜障害の原因の一つである涙液減少について評価する。

・シルマーティアテスト

検査用のろ紙を下眼瞼に挿入し，ろ紙の角膜への接触刺激に対する涙液の分泌量を1分間測定する（正常値は 表1-1 を参照）。

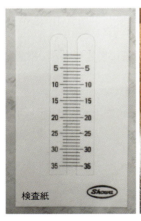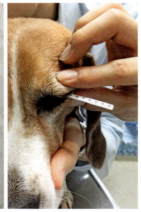

・綿糸法

フェノールレッドを染み込ませてある糸（ゾーンクイック）を使用し，眼に貯留されている涙液量を15秒間測定する（正常値は 表1-1 を参照）。

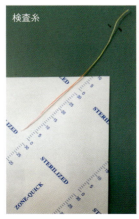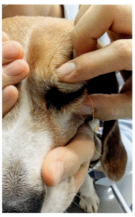

❸眼圧検査

緑内障の診断を行う（正常値は 表1-1 を参照）。

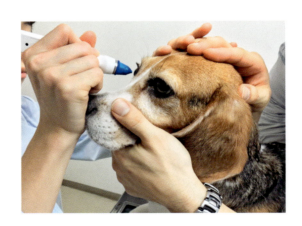

❹角結膜染色検査

・フルオレセイン染色

角膜上皮障害の有無の診断や，鼻涙管疎通検査を目的として行う。スリットランプのブルーフィルターを使用して観察する。

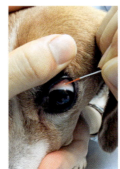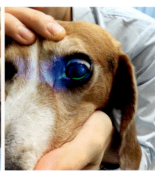

第1章 解剖と眼科検査 *Anatomy & Examination*

Let's study basics | 眼科検査

・ローズベンガル染色

涙液膜のムチンが欠損している領域が染色される。涙液層の評価が行える（毒性があるため注意して調剤・使用する）。

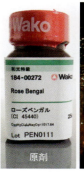
原剤

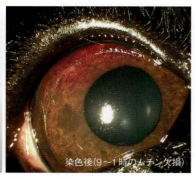
染色後（9〜1時のムチン欠損）

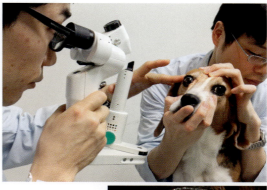

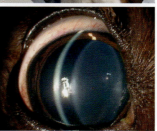
スリット光による観察
（散瞳処置済みの正常な眼）

❺ スリットランプ検査

眼瞼から硝子体前部にかけての部位を拡大して観察できる。それぞれの部位について，次の点に注意して確認する。角膜，前房，水晶体などはスリット光での観察が有用である。

・眼瞼
  - 腫脹・腫瘤・炎症
  - 睫毛の状態（異所性，重生，乱生など）
  - 眼瞼内反症・眼瞼外反症

・角膜
  - 上皮びらん・角膜潰瘍・角膜穿孔
  - 角膜の厚さ
  - 血管新生・色素沈着の有無

・前房
  - 色（出血，蓄膿など）・深さ・前房フレア

・虹彩
  - 色・腫脹・虹彩前癒着・虹彩後癒着・炎症
  - 腫瘍・嚢胞

・水晶体
  - 混濁（白内障）
  - 位置（脱臼，亜脱臼）

❻ 眼底検査

凸レンズを使用し，硝子体よりも後部の検査を行う。広範囲を観察するために散瞳剤が必要な場合がある。それぞれの部位について，次の点に注意して確認する。

・硝子体
  - 混濁，出血

・網膜・網膜血管
  - 網膜の菲薄化（タペタム領域の反射亢進を伴う）
  - 網膜剥離
  - 網膜下出血
  - 網膜血管の狭細化（緑内障，進行性網膜萎縮症など）
  - 網膜血管の怒張（脳圧亢進など）

・タペタム領域
  - 反射亢進の有無（網膜の菲薄化を伴う）
  - 変性所見（網脈絡膜炎，感染症などの全身性疾患）

・ノンタペタム領域
  - 脱色素（進行性網膜萎縮症，ぶどう膜炎）

・視神経乳頭
  - 萎縮（進行性網膜萎縮症，緑内障）
  - 腫脹（視神経炎など）

第1部 眼の解剖・症状・検査

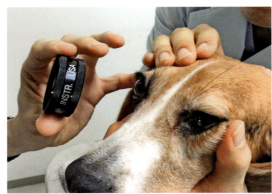

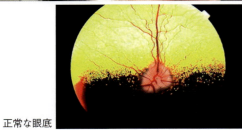
正常な眼底

STEP 2 追加検査

　基本の検査のみでは確定診断につながらない場合に必要になる。追加検査では眼球以外の異常の有無についても評価し、眼の症状が眼球の疾患によるものなのか、全身性疾患によるものなのかを調べる。

❶血液検査
- 全血球計算
- 血液化学検査
    - 肝機能
    - 腎機能
    - 脂質代謝　など
- 感染症検査
    - 猫免疫不全ウイルス(FIV)
    - 猫白血病ウイルス(FeLV)
    - 猫伝染性腹膜炎(FIP)
    - ヘルペスウイルス
    - トキソプラズマ
    - クリプトコッカス　など
- 内分泌疾患
    - 甲状腺機能
    - 副腎機能　など

❷画像検査
- X線検査(頭部, 胸部, 腹部, 四肢など)
- 超音波検査
    - 眼球超音波検査(腫瘍, 網膜剥離, 水晶体脱臼など)
    - 腹部超音波検査　など
- CT・MRI検査
    - 脳腫瘍(視覚喪失の原因の精査)
    - 眼窩・眼球内の腫瘍
    - 口腔内腫瘍や鼻腔内腫瘍による二次的な障害

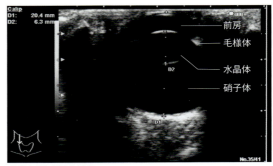
正常な眼球超音波像

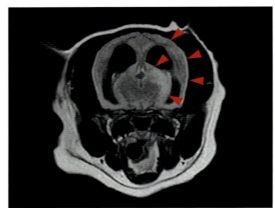
脳炎(▶)の犬の頭部MRI像

STEP 3 特殊検査

眼科検査のうち，特定の部位を特殊な方法で行う検査。

❶隅角検査

隅角鏡を使用し，隅角を直接観察する。緑内障の原因(隅角の異常の有無)の精査を行う。

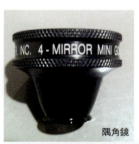
隅角鏡

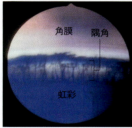
正常な隅角

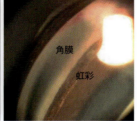
狭隅角

❷網膜電図検査

網膜に光刺激を与え，視覚喪失の原因を調べる。網膜の視細胞(杆体細胞・錐体細胞)の機能が評価できるが，検査には全身麻酔を必要とする。

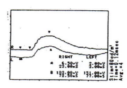
rod（暗順応後，錐体系が反応しない弱い光で杆体系を刺激した波形）

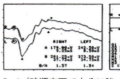 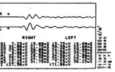
flash（暗順応下で十分に強い光刺激を用いて記録した杆体系優位の波形）

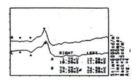
cone（背景光をつけて杆体系の応答を抑制した状態で記録した波形）

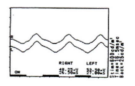
flicker（杆体系が追従できない高頻度反復刺激により錐体系の応答を記録した波形）

正常な眼の網膜電図

第**2**部

2nd Section

鑑別診断の手順と実際

第2章
眼が**赤い**

第3章
眼が**白い**

第4章
眼が**痛**そう

第5章
眼が**見**えていない

第6章
くらべるQ＆A
誤診しやすい症例を正しく鑑別してみよう

第 2 章 眼が赤い *Red eyes*

Let's study basics

「眼が赤い」とは？

 飼い主が「眼が赤い」と訴えて来院することは非常に多い。そのほかの言い方として、「血が出ている」、「出血している」と訴えることもある。「眼が赤い」とは、眼球に何らかの炎症や出血が生じていることを表す状態である。多くは炎症であるが、その場合も眼表面の軽度の炎症から視覚に影響する重度の眼疾患、あるいは眼局所から全身性の疾患まで、多くの疾患の可能性が考えられるため、鑑別は難しい。誤った診断を下すと、軽度の症状を重度にしてしまうこともある。ここでは、「眼が赤い」症例における診察の進め方、鑑別や診断のポイント、注意点などを解説する。

眼が赤い症例がきました。さあ、どうする？

> 最初に確認することは？

STEP 1 動物種・年齢・性別を確認する

 眼疾患は、動物種、性別、年齢も重要な要素であり、そこから疾患の傾向を絞ることも可能である。したがって、最初に確認すべき重要な項目である。

STEP 2 問診で確認すること

「赤いのは右眼ですか？ 左眼ですか？ 両眼ですか？」

 眼に症状がみられるときは、眼局所の疾患だけでなく全身性疾患の可能性も考える必要がある。**全身性疾患の場合には両眼に症状が現れることが多いため**、片眼か両眼かという情報から、眼局所の疾患か全身性疾患の症状なのかを推測することが重要である。また、飼い主が片眼の症状にしか気づいていない場合もあるため、注意が必要である。

❷「いつからですか？ 2〜3日前からですか？ 数週間・数カ月前からですか？」

 急性疾患（ここ2〜3日で発症）なのか、慢性疾患（数週間〜数カ月前に発症）なのかを鑑別する。症状が急性の場合、原因疾患や処置によっては視覚の回復が望める場合があり、予後の判定において重要な手がかりになる。

❸「常に赤いですか？ ときどき赤くなりますか？」

 単発的な炎症なのか、持続的な炎症なのかを考えるうえで重要な情報になる。

❹「眼が赤いこと以外に症状はありますか？」

 眼が赤いという症状と同時に、痛みがあることを示す症状（流涙や眼瞼痙攣など）、食欲不振、行動の変化、被毛の変化などが現れることがある。そのため、眼だけに注目せず、

第2章 眼が赤い Red eyes
Let's study basics | 眼が赤い症例がきました。さあ，どうする？

緊急性が高い疾患とは

緊急処置が必要な眼疾患は，主に次の2つである。

① 角膜穿孔
② 急性緑内障 ─ 原発緑内障
　　　　　　　 水晶体前方脱臼による急性緑内障

緊急処置が必要と判断される場合は，すべての眼科検査を行うのではなく，必要最低限の検査（緊急手術が必要か否かを判断できる検査）のみを行い，すぐに処置を行う。角膜穿孔であれば眼洗浄・眼瞼縫合術などの応急処置を行い，眼科専門病院に紹介する。急性緑内障（図2-1）であれば緑内障治療薬の点眼や利尿薬の全身投与（血液検査実施のもと）などの応急処置を行う。

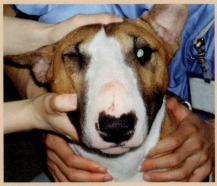

図2-1　痛みを表す症状
この症例は右眼に水晶体前方脱臼による急性緑内障で激しい疼痛があり，眼瞼痙攣を認める。早急に眼圧を下げる処置が必要である。

全身状態の確認も必ず行う。

- 涙や眼脂が増えた ➡ 痛み・感染
- 眼をしょぼしょぼさせている ➡ 痛み
- 食欲不振または亢進，活動性の低下または落ち着きがなくなる，皮膚や被毛にも異常がある ➡ 全身性疾患

❺「すでに何か治療を行っていますか？」
行っている場合は「今日は点眼や投薬をしましたか？」

すでに治療を行っている場合には，治療に対する反応を確認する。同じ治療を継続するほうがよいのか，変更するほうがよいのかを判断する。また，診察の前に点眼した場合，症状が消失・改善していたり，その後の検査や処置が制限されることもあるため，必ず最後の点眼や内服薬の投与がいつだったのかを確認する。

STEP 3　視診で確認すること

❶ 緊急性があるか

眼を開けられない，触られることを嫌がるといった症状は，重度の痛みがあることを表す（上部コラム参照）。強い痛みがあるときは，緊急処置が必要な場合もあるため，そのような状態でないかどうかを確認する。

❷「赤い」のは眼の表面か内部か

視診で，眼のどの部分が赤いのかを確認する。部位を確認することで，異常の発生部位をある程度絞り込んでいける（表2-1）。

POINT 1

まずは赤い部位を見極めよう

眼が赤い症例の診察を進めるなかで一番重要なポイントは，表2-1のように，赤くなっている場所および病変を正確に見極めることである。最初に，結膜か，角膜か，眼の中かを把握しよう。

表2-1　赤い部位と病変

赤い部位		生じている病変・異常
眼の表面が赤い	結膜が赤い	表層性の充血（結膜充血）
		深層性の充血（毛様充血）
	角膜が赤い	表層性血管新生
		深層性血管新生
眼の中が赤い		眼内出血

注意点　同時に眼球の大きさや位置も確認する（骨折や眼球の脱出の有無など）。

- 結膜が赤い場合 ☞ 次ページに続く
- 角膜が赤い場合 ☞ p. 34 へ
- 眼の中が赤い場合 ☞ p. 48 へ

第2部　鑑別診断の手順と実際

「結膜が赤い」場合

STEP 4 赤い部位・組織を特定して鑑別診断リストをつくる

❶赤い部位が表層か深層かを特定する

結膜が赤い場合には，さらに結膜の表層が赤いのか（結膜充血），深層が赤いのか（毛様充血）を判断する。それを手がかりに原因の見当をつけ，鑑別診断リストをつくる。

POINT 2　「結膜が赤い」ときは結膜充血か毛様充血かをみる

> 疾患を絞り込むために部位を見極める

結膜充血（表層の充血）

表層性の疾患（眼瞼，結膜，第三眼瞼（瞬膜），角膜表層など）が原因である場合が多い。

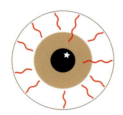

毛様充血（深層の充血）

眼内の疾患（角膜深層，ぶどう膜，水晶体，網膜）が原因である場合が多い。

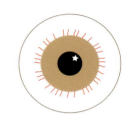

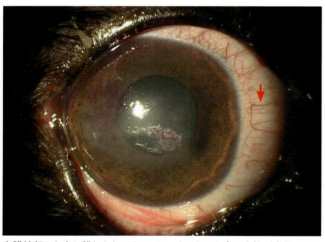

角膜輪部から少し離れたところに，はっきりとした太い血管が走行しているのが認められる（→）。角膜炎などの場合には，角膜から結膜にかけて連続性に走行する。

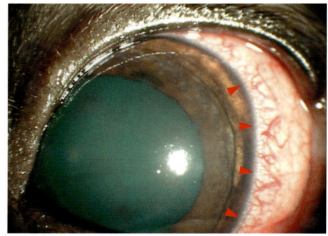

細くてこまかな血管が角膜輪部から認められる（▶）。結膜の太い血管の下を走行するようにみえる。

POINT 3　結膜充血と毛様充血のわかりやすい鑑別のしかた

> 表層性か深層性か鑑別のしかたは？

滅菌した綿棒などを使用して結膜部分に触れ，結膜を左右に動かしてみる。または，上眼瞼を左右に動かす。いずれかの方法により，血管が結膜と一緒に動くかどうかを観察する。

結膜と強膜は直接密着しておらず，間にテノン囊という結合組織が存在するため，結膜は強膜の上を移動することが可能である。したがって，結膜の血管であるのか強膜の血管であるのかは，結膜を動かすことで確認できる。

第2章 眼が赤い Red eyes
Let's study basics ｜「結膜が赤い」場合

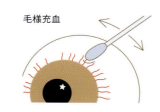

結膜充血　　毛様充血

- 血管が一緒に動く ☞ 結膜の血管（結膜充血）
  ※結膜は可動性があるため，結膜の血管であれば一緒に動く。
- 血管が動かない ☞ 強膜の血管（毛様充血）

触れてもよくわからない場合・動物が眼を触らせてくれない場合

　交感神経作動薬（フェニレフリン（ネオシネジンコーワ点眼液））を点眼し，充血が消失するかどうかを観察する。ただし，緑内障症例，または眼圧が25 mmHg以上で緑内障が疑われる症例は禁忌である。

- 点眼後すぐに消失する ☞ 結膜充血（表層血管の充血）
- 点眼後ほとんど消失しない ☞ 毛様充血（深層血管の充血）

POINT 4

> 充血部位から予測できる疾患とは？

充血の部位をもとに鑑別すべき疾患をリストアップしよう

　主に結膜充血が起こる疾患と，主に毛様充血が起こる疾患を**表2-2**に記した。ただし，このリストにあげられている疾患は，あくまでもよくみられる疾患であるため，注意が必要である。

注意点 毛様充血は結膜充血を伴っていることがほとんどである。

表2-2の鑑別診断リストをみると，「結膜の部分が赤い」疾患は，毛様充血（深層性の充血）のほうが，結膜充血（表層性の充血）よりも重度の疾患が多いことがわかる。このことからも，結膜充血なのか毛様充血なのかを鑑別することは重要である。

表2-2 結膜充血と毛様充血の鑑別診断リスト

充血部位	疾患	
結膜充血（表層性の充血）	眼瞼疾患	・眼瞼炎（感染，免疫異常など） ・眼瞼腫瘍 ・眼瞼内反症・眼瞼外反症
	涙液量の異常	・乾性角結膜炎 ・マイボーム腺機能低下症
	第三眼瞼（瞬膜）疾患	・第三眼瞼腺腫大（チェリーアイ） ・第三眼瞼腺腫瘍
	角膜疾患	・角膜の上皮〜実質浅層の障害
毛様充血（深層性の充血）	角膜疾患	・角膜の実質深層〜内皮の障害（角膜潰瘍，角膜穿孔など）
	強膜疾患	・強膜炎 ・強膜腫瘍
	ぶどう膜疾患	・ぶどう膜炎 ・虹彩毛様体腫瘍
	水晶体疾患	・白内障 ・水晶体脱臼
	緑内障	
	網膜疾患	・網膜剥離 ・網脈絡膜炎

第2部　鑑別診断の手順と実際

❷ **ひととおりの眼科検査を行って原因疾患を鑑別する**

眼科診療では，原則として前眼部から眼底までひととおり検査すべきである（検査の概要は第1章を参照）。その検査結果と充血部位から，疾患が生じている部位と原因疾患をさらに絞り込むことができる（図2-2）。

基本の検査
- 1. 基礎神経学的検査
  - ・眼瞼反射
  - ・威嚇反射
  - ・対光反射
  - ・眩目反射
- 2. 涙液量検査（シルマーティアテスト）
- 3. 眼圧検査
- 4. スリットランプ検査
- 5. 角結膜染色検査
- 6. 眼底検査

追加検査
- 1. 血液検査（内分泌異常，代謝異常，感染症）
- 2. （疾患によって）CT・MRI検査
- 3. （疾患によって）眼球超音波検査

> 結膜充血では，眼表面の検査で異常や疾患が認められることが多い。一方，毛様充血では眼内の検査で異常や疾患が認められることが多い。ただし，麻痺などの神経の異常がみられる場合は，頭蓋内に異常が生じているおそれがあるため注意を要する（必要であれば頭部CT・MRI検査などを行う）。

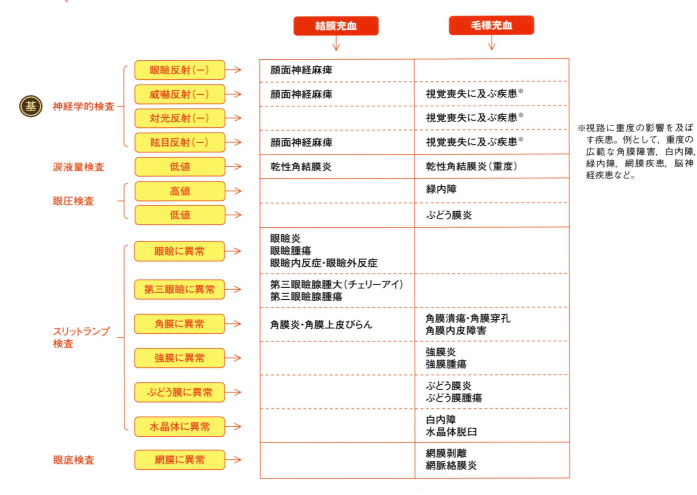

図2-2 充血部位と検査結果の対応チャート図

第2章 眼が赤い Red eyes
Let's challenge! | 実際の症例で鑑別してみよう ■ CASE 1

Let's challenge!

実際の症例で鑑別してみよう

結膜が赤い症例がやってきた！

　以上の「結膜が赤い」症例における基本的な鑑別診断の手順をふまえて，実際の症例で診断を進めてみよう。

CASE 1　シー・ズー，避妊済み雌，8歳。2～3週間前から両眼の充血と多量の膿性眼脂がみられることを主訴に来院した。

Q1　赤くなっているのは結膜の浅層か深層か（赤い染色領域は除く），図2-3～図2-5の写真と視診カルテから判断してみよう。さらに，そのほかに顕著な異常所見があればあげてみよう。

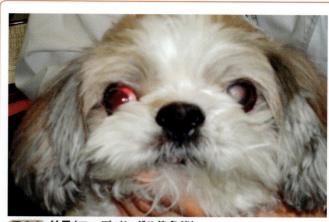

図2-3　外見（ローズベンガル染色後）

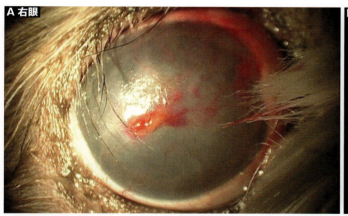
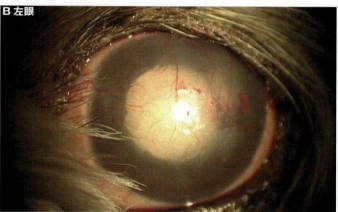

図2-4　前眼部表面（ローズベンガル染色後）　両眼ともに，結膜を綿棒で動かすと太い血管が一緒に動いた。

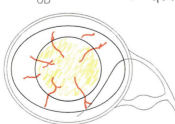
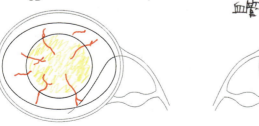
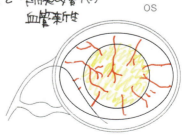
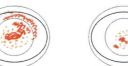

図2-5　前眼部のカルテ（上が視診，下が染色検査）　OD：右眼，OS：左眼

A1 両眼の結膜の浅層が赤い（結膜充血）。綿棒で結膜を動かすと血管が一緒に動くことから，結膜浅層の充血であると確認できる。その他の異常所見として，眼表面の乾燥と多量の膿性眼脂，角膜への血管新生が認められ，瞳孔がはっきりみえない。

Q2 表2-2（p. 21）をみて，**結膜充血が起こる眼疾患のリストをつくってみよう。**

結膜充血（表層性の充血）の鑑別診断リスト

眼瞼疾患	・眼瞼炎 ・眼瞼腫瘍 ・眼瞼内反症・眼瞼外反症
涙液量の異常	・乾性角結膜炎 ・マイボーム腺機能低下症
第三眼瞼疾患	・第三眼瞼腺腫大（チェリーアイ） ・第三眼瞼腺腫瘍
角膜疾患	・角膜の上皮〜実質浅層の障害

A2 →

Q3 基本の眼科検査をひととおり行った。表2-3，図2-6，図2-7にその結果を示す。このなかで，**とくに問題にしなければならない所見はどれか，チェック☑を入れてみよう。**また，この症例の問題点をピックアップしてみよう。

表2-3 CASE 1 の眼科検査結果

検査項目 基		結果	
		右眼	左眼
神経学的検査	眼瞼反射	□ +	□ +
	威嚇反射	□ +	□ +
	対光反射（直接/間接）	□ +/+	□ +/+
	眩目反射	□ +	□ +
涙液量検査（STT）（mm/分）		□ 3	□ 3
眼圧検査（mmHg）		□ 14	□ 16
スリットランプ検査（図2-6 図2-7）		□・結膜充血 □・角膜表面の乾燥 □・角膜全域の混濁，肥厚，表層性血管新生 □・水晶体の混濁	□・結膜充血 □・角膜表面の乾燥 □・角膜全域の混濁，肥厚，表層性血管新生 □・水晶体の混濁
角結膜染色検査（F，RB）		□ 角膜全体がびまん性に赤染・黄染	□ 角膜全体がびまん性に赤染・黄染
眼底検査		□ 角膜と水晶体の混濁により，眼底が十分にみえない（タペタム領域の反射がわかる程度）	□ 角膜と水晶体の混濁により，眼底が十分にみえない（タペタム領域の反射がわかる程度）

STT：シルマーティアテスト　　F：フルオレセイン染色　　RB：ローズベンガル染色

第2章 眼が赤い Red eyes
Let's challenge! | 実際の症例で鑑別してみよう ■ CASE 1

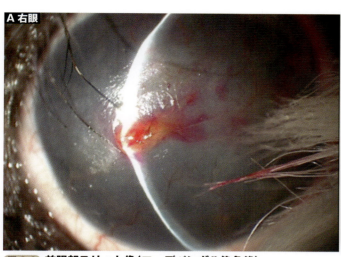
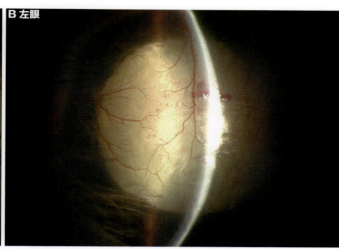

図 2-6 前眼部スリット像（ローズベンガル染色後）
A：スリット光で観察すると，右眼は角膜全体（とくに中心部）が肥厚していることがわかる。瞳孔ははっきりと観察できない。

B：左眼も角膜全体が肥厚している。水晶体の白濁も観察される。

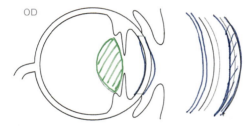
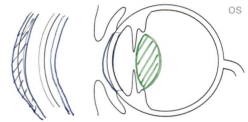

※角膜全体の肥厚．
特に角膜中心部で肥厚

角膜混濁と水晶体の混濁によりはっきり眼底を
観察することが不可能．

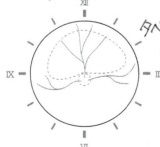
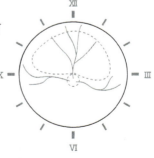

タペタム領域の反射
のみ確認可能．

図 2-7 前眼部のスリットランプ検査（上）・眼底検査（下）のカルテ OD：右眼，OS：左眼

A3 答えは **表 2-4** のとおり。問題点は，重要なことから順に次の4点があげられる。

1. 著しい涙液減少
2. 角結膜染色検査（＋）
3. スリットランプ検査での次の所見
   ・角膜の肥厚と混濁　　・水晶体の混濁
4. 角膜混濁と水晶体混濁により眼底が観察不可能

表2-4 CASE 1の問題点　　赤い文字で示す所見が問題点。

検査項目		結果 右眼	左眼
神経学的検査	眼瞼反射	☐ +	☐ +
	威嚇反射	☐ +	☐ +
	対光反射(直接/間接)	☐ +/+	☐ +/+
	眩目反射	☐ +	☐ +
涙液量検査(STT)(mm/分)		☑ 3　**1**	☑ 3　**1**
眼圧検査(mmHg)		☐ 14	☐ 16
スリットランプ検査(図2-6　図2-7)		☑ ・結膜充血 ☑ ・角膜表面の乾燥 ☑ ・角膜全域の混濁,肥厚,表層性血管新生 ☑ ・水晶体の混濁　**3**	☑ ・結膜充血 ☑ ・角膜表面の乾燥 ☑ ・角膜全域の混濁,肥厚,表層性血管新生 ☑ ・水晶体の混濁　**3**
角結膜染色検査(F, RB)		☑ 角膜全体がびまん性に赤染・黄染　**2**	☑ 角膜全体がびまん性に赤染・黄染　**2**
眼底検査		☑ 角膜と水晶体の混濁 **4** により,眼底が十分にみえない(タペタム領域の反射がわかる程度)	☑ 角膜と水晶体の混濁 **4** により,眼底が十分にみえない(タペタム領域の反射がわかる程度)

STT：シルマーティアテスト　　F：フルオレセイン染色　　RB：ローズベンガル染色

Q4 4つの問題点を,症状,Q2 でつくった疾患リスト,図2-2 (p.22)の結膜充血の列に照らし合わせて,最も強く疑われる疾患は何か,考えてみよう。

A4 図2-2 からピックアップすると……

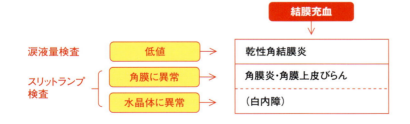

ずばり,診断は**乾性角結膜炎**および白内障である。両眼の充血と多量の膿性眼脂の主な原因は,乾性角結膜炎であると考えられる。角膜の表層性血管新生は,上皮の欠損・傷害に対する反応性(二次性)の血管新生である。白内障については,進行度の診断や合併症の把握が必要であるが(第3章 p.90〜を参照),本症例はこの時点では炎症を引き起こしているものではないと判断される。

第2章 眼が赤い *Red eyes*
Let's challenge! | **実際の症例で鑑別してみよう** ■ CASE 1

ESSENTIAL

乾性角結膜炎の診断と治療

■診断上の注意点

　眼疾患は，一つの疾患にいくつかの原因疾患が関与している場合がある。したがって，診断が下せたからといって安心するのではなく，眼疾患のさらなる原因疾患の有無を診断する必要がある。原因疾患の治療も同時に行わなければ，眼症状が改善しない場合もある。

　乾性角結膜炎の場合，ほとんどは免疫介在性疾患が原因になっているが，そのほかの原因疾患により涙液減少が引き起こされることもある（右記）。したがって，原因疾患を突き止めるため，鑑別診断をさらに進める必要がある。p. 22 の追加検査㊹のなかから必要なものを選んで診断し，その疾患も治療する。

乾性角結膜炎の原因疾患と鑑別に必要な検査

① 涙腺・マイボーム腺の　……除外診断
　　免疫介在性の機能低下

② 甲状腺機能低下症　　……血液検査

③ 副腎皮質機能亢進症　……血液検査

④ 感染症　　　　　　　……血液検査
　　（犬ジステンパーなど）

⑤ 全身麻酔や薬物投与　……経過の確認
　　（サルファ剤など）

■治療

　乾性角結膜炎の主な治療方法を **表 2-5** に示す。乾性角結膜炎の治療は，長期にわたる場合が多い。そのため，注意点として定期的に血液検査を行い，使用している薬物の副作用をチェックすべきである（肝機能，腎機能など）。

表 2-5 乾性角結膜炎の治療方法

目的	点眼液	点眼回数	効果・注意点
眼洗浄	人工涙液など	—	・付着した眼脂の除去など ・洗浄しすぎると涙液膜が破壊される
抗菌薬の点眼	セフェム系 フルオロキノロン系	1日3～4回	・眼脂の塗抹検査や培養検査の結果をもとに薬剤を選択する ・感染が重度の場合には，全身投与も行う
涙液膜の安定	ヒアルロン酸	1日4～6回	
ムチン・水の分泌促進	ジクアホソル	1日4～6回	・分泌型ムチンと眼表面の水の分泌を促進する
	レバミピド	1日4回	・ムチンと杯細胞の増加により，涙液の安定性の改善を図る
涙液分泌促進	シクロスポリン眼軟膏	1日1～2回	・涙液減少の原因が免疫介在性疾患の場合
炎症の軽減	副腎皮質ステロイド薬	1日1～2回	・結膜や角膜の炎症が重度の場合 ・フルオレセイン染色（—）を確認してから使用する

そのほかに甲状腺機能低下症や副腎皮質機能亢進症などの原因疾患がある場合は，その疾患の治療も行う。

CASE 2　ミニチュア・ダックスフンド，去勢済み雄，8歳。2〜3日前から両眼の充血と流涙がみられ，眼があまりよく見えていない様子である。元気がなく，食欲不振もみられる。

Q1　赤くなっているのはどこか，図2-8〜図2-10の写真と視診カルテから判断してみよう。さらに，そのほかに顕著な異常所見があればあげてみよう。

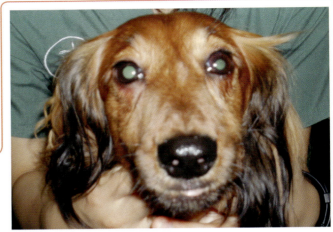

図2-8　外見　両眼に眼瞼痙攣と流涙を認めた。

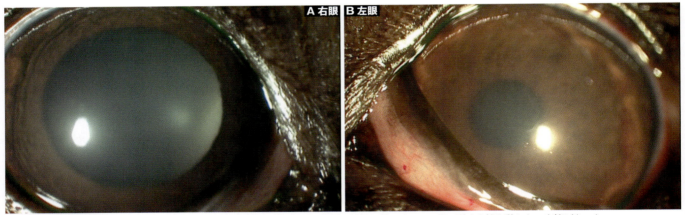

図2-9　前眼部表面　両眼ともに結膜の領域に充血血管が認められ，結膜を綿棒で動かすと，一緒に動く血管と動かない血管があった。

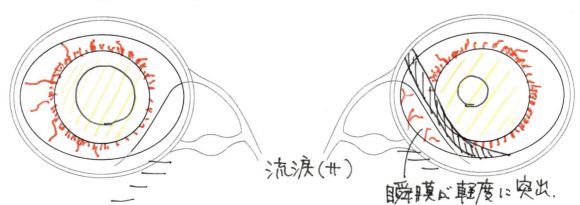

図2-10　前眼部のカルテ
赤線は充血血管，黄色の斜線部は前房の混濁。　OD：右眼，OS：左眼

第2章 眼が赤い Red eyes
Let's challenge! | 実際の症例で鑑別してみよう ■ CASE 2

A1 赤いのは**両眼の結膜**である。この症例では，綿棒により結膜と一緒に動く太い血管と，動かない細い血管が確認されたことから，**結膜充血と毛様充血**が起こっていると判断できる。その他の異常所見としては，視覚喪失と流涙がみられ，元気がなく食欲不振であることに注意したい。

Q2 **表2-2**（p. 21）をみて，鑑別のためのおおまかな疾患リストをつくってみよう。なお，この症例のように結膜充血と毛様充血の両方がみられる場合には，**毛様充血を起こす疾患を優先的に鑑別**するとよい（重度の疾患が多いため）。

A2 →

毛様充血（深層性の充血）の鑑別診断リスト

角膜疾患	・角膜の実質深層〜内皮の障害 （角膜潰瘍，角膜穿孔など）
強膜疾患	・強膜炎 ・強膜腫瘍
ぶどう膜疾患	・ぶどう膜炎 ・虹彩毛様体腫瘍
水晶体疾患	・白内障 ・水晶体脱臼
緑内障	―
網膜疾患	・網膜剥離 ・網脈絡膜炎

Q3 基本の眼科検査をひととおり行った。**表2-6**と**図2-11**〜**図2-13**にその結果を示す。このなかで，**とくに問題にしなければならない所見はどれか，チェック☑を入れてみよう。**また，この症例の問題点をピックアップしてみよう。

表2-6 CASE 2の眼科検査結果

検査項目 基		結果	
		右眼	左眼
神経学的検査	眼瞼反射	□ ＋	□ ＋
	威嚇反射	□ －	□ －
	対光反射（直接/間接）	□ ＋(低下)/＋(低下)	□ ＋(低下)/＋(低下)
	眩目反射	□ ＋(低下)	□ ＋(低下)
涙液量検査（STT）（mm/分）		□ 23	□ 21
眼圧検査（mmHg）		□ 6	□ 4
スリットランプ検査（**図2-11** **図2-13**）		□・結膜充血と毛様充血 □・浅前房 □・前房フレア（＋＋＋）	□・結膜充血と毛様充血 □・浅前房 □・前房フレア（＋＋＋）
角結膜染色検査（F，RB）		□ －	□ －
眼底検査（**図2-12** **図2-13**）		□ 胞状網膜剥離※	□ 胞状網膜剥離※

STT：シルマーティアテスト　F：フルオレセイン染色　RB：ローズベンガル染色
※胞状網膜剥離　網膜剥離は形状および機序をもとに裂孔原性網膜剥離と胞状網膜剥離(非裂孔原性網膜剥離)に分けられる。胞状網膜剥離は，網膜下に漿液や滲出液などが貯留し，網膜が水疱状に剥離したものを指す。

第2部 鑑別診断の手順と実際

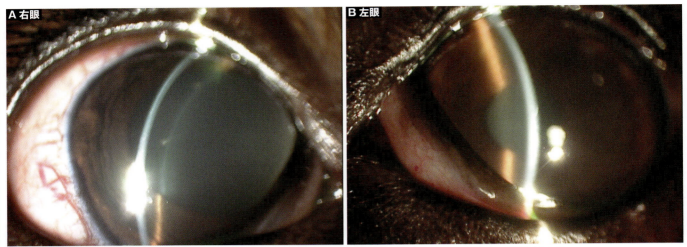

図 2-11 前眼部のスリット像 両眼ともに，角膜の反射光と，虹彩・水晶体の反射光の距離が近い。前房フレアも認められる。

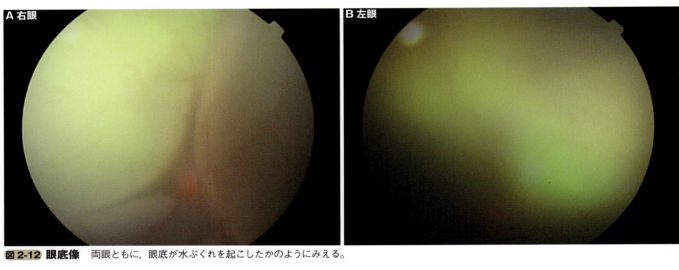

図 2-12 眼底像 両眼ともに，眼底が水ぶくれを起こしたかのようにみえる。

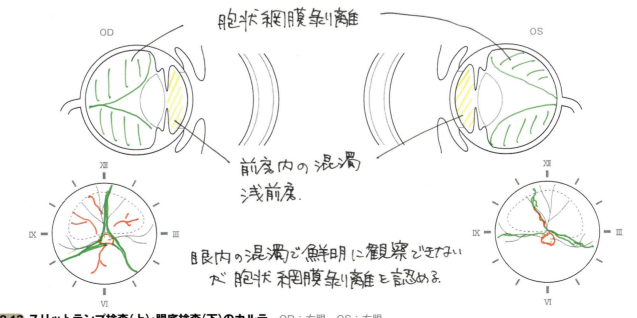

図 2-13 スリットランプ検査（上）・眼底検査（下）のカルテ OD：右眼，OS：左眼

第2章 眼が赤い Red eyes
Let's challenge! 実際の症例で鑑別してみよう ■ CASE 2

A3 答えは 表2-7 のとおり。CASE 2 の検査結果にみられる問題点は，右の5点である(いずれも両眼)。

1. 威嚇反射の消失
2. 対光反射，眩目反射の低下
3. 眼圧の低下
4. 眼内の炎症所見(前房フレア)
5. 胞状網膜剥離

表2-7 CASE 2 の問題点　赤い文字で示す所見が問題点。

検査項目		結果 右眼	結果 左眼
神経学的検査	眼瞼反射	□ +	□ +
	威嚇反射	☑ − [1]	☑ − [1]
	対光反射(直接／間接)	☑ +(低下)／+(低下) [2]	☑ +(低下)／+(低下) [2]
	眩目反射	☑ +(低下)	☑ +(低下)
涙液量検査(STT)(mm/分)		□ 23	□ 21
眼圧検査(mmHg)		☑ 6 [3]	☑ 4 [3]
スリットランプ検査(図2-11 図2-13)		☑ ・結膜充血と毛様充血 ☑ ・浅前房 ☑ ・前房フレア(+++) [4]	☑ ・結膜充血と毛様充血 ☑ ・浅前房 ☑ ・前房フレア(+++) [4]
角結膜染色検査(F, RB)		□ −	□ −
眼底検査(図2-12 図2-13)		☑ 胞状網膜剥離 [5]	☑ 胞状網膜剥離 [5]

STT：シルマーティアテスト　F：フルオレセイン染色　RB：ローズベンガル染色

Q4 5つの問題点を，症状，Q2でつくった疾患リスト，図2-2 (p.22)の結膜充血の列に照らし合わせて，最も強く疑われる疾患は何か考えてみよう。

A4 図2-2 からピックアップすると……

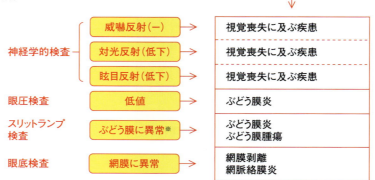

※前房フレアであればぶどう膜の炎症を表す。

A3 であげられた5つの問題点を，ピックアップされた疾患のうちのどれが引き起こしているのかを考えてみると……

- **1** **2** 視覚喪失………………………胞状網膜剥離
- **3** 眼圧の低下……………………ぶどう膜炎による房水産生減少
- **4** 眼内の炎症所見（前房フレア）……ぶどう膜炎
- **5** 胞状網膜剥離……………………ぶどう膜炎による滲出液の網膜下への貯留

CASE 2 は，**ぶどう膜炎**と**網膜剥離**を起こしていると予測された。

Q5　網膜剥離は，ぶどう膜炎から続発することもあるが，ほかの疾患から発生することがある。したがって，網膜剥離の原因も掘り下げておこう。

網膜剥離の主な原因・要因
- ・犬種（シー・ズー，コリー種（コリー眼異常））
- ・外傷
- **・ぶどう膜炎**
- ・高血圧（出血を伴うことが多い）
- ・腫瘍（リンパ腫など）

CASE 2 は左記の犬種にはあてはまらず，外傷の既往歴もなかった。血液検査および腫瘍科検査追により，高血圧と腫瘍は除外された。

　以上の検査結果より，根本の原因を含めた最終的な診断は？

A5　**ぶどう膜炎と，それによる胞状網膜剥離。**
ぶどう膜炎に伴う疼痛により，流涙，食欲不振が認められ，元気がなくなり，また胞状網膜剥離により視覚喪失を起こしていると考えられる。

E S S E N T I A L

ぶ ど う 膜 炎 の 診 断 と 治 療

■診断上の注意点

　CASE 2 のように，ぶどう膜炎とそれによる胞状網膜剥離であることが診断できれば治療に進むが，ぶどう膜炎では多種の原因が考えられる。したがって，ぶどう膜炎の治療を始める前に，基本の眼科検査基および追加検査追によりぶどう膜炎の原因を診断することも重要である。

　ぶどう膜炎の原因としては，右記のような疾患・異常が含まれる。また，動物種によって何が原因になりやすいかが異なる（**表2-8**）。

ぶどう膜炎の原因
- ●眼疾患から続発した場合
  - ①重度の角膜潰瘍や角膜穿孔
  - ②重度の強膜炎
  - ③緑内障
  - ④白内障（水晶体起因性ぶどう膜炎）
  - ⑤水晶体脱臼
  - ⑥網膜剥離
  - ⑦眼内腫瘍

第2章 眼が赤い *Red eyes*
Let's challenge! | **実際の症例で鑑別してみよう** ■ CASE 2

●全身性疾患から続発した場合

①感染症（細菌，ウイルス，原虫など）

②内分泌異常・代謝性疾患

（糖尿病，高脂血症，甲状腺機能亢進症など）

③免疫介在性疾患

（ぶどう膜皮膚症候群，免疫介在性ぶどう膜炎など）

④その他

（リンパ腫，子宮蓄膿症，放射線治療や薬物など）

表2-8 動物種による傾向

動物種		起こりやすい疾患
犬	眼局所疾患	・角膜潰瘍，角膜穿孔などの角膜疾患 ・緑内障 ・白内障（水晶体起因性ぶどう膜炎） ・色素性ぶどう膜炎（ゴールデン・レトリーバー）
	免疫介在性疾患	・ぶどう膜皮膚症候群 ・免疫介在性ぶどう膜炎 　（ステロイド反応性ぶどう膜炎）
猫	感染症	・猫伝染性腹膜炎（FIP） ・猫免疫不全ウイルス（FIV） ・猫白血病ウイルス（FeLV） ・トキソプラズマ ・クリプトコッカス症

CASE 2は，両眼性にぶどう膜炎を発症していることから，背景に全身性疾患があると疑われたため，血液検査を実施した。その結果，感染症や内分泌疾患などは除外され，最終的に**免疫介在性ぶどう膜炎**（ステロイド反応性ぶどう膜炎）と診断された。

■**治療**

ぶどう膜炎には原因が多くある。したがって，治療はぶどう膜炎の原因を診断してから開始する。眼局所の問題や前眼部の炎症の場合には点眼薬による治療を行うが，全身性疾患や後眼部の炎症を伴う場合は点眼治療と全身投与を併用するのが望ましい（**表2-9**）。また，原因疾患によっては，それを治療することでぶどう膜炎の軽減が望める場合がある。特殊な治療方法として，薬物を結膜下や眼内に注射する方法もある。

【**症状の再発を認める場合**】

副腎皮質ステロイド薬の点眼回数を減らしたり，全身投与を漸減または休薬することで症状の悪化や再発を認めた場合は，アザチオプリンやシクロスポリンなどの免疫抑制薬の全身投与に変更する。ただし，血液検査を行い，腎機能，肝機能，骨髄抑制などを評価する必要がある。

表2-9 ぶどう膜炎の重症度別の治療方法

症状・重症度	点眼治療	全身的治療
軽度 （前房フレア ＋）	・NSAIDs点眼液（1日3〜4回）	—
中等度 （前房フレア ＋＋）	・NSAIDs点眼液または副腎皮質ステロイド点眼液（1日4〜6回） ・抗菌薬点眼液[※1]（1日3〜4回）	・NSAIDsまたはプレドニゾロンの内服（抗炎症量） ・抗菌薬の内服[※1]
重度 （前房フレア ＋＋＋，眼瞼痙攣など）	・副腎皮質ステロイド点眼液（1日6回以上）または注射剤の結膜下投与[※2]	・プレドニゾロン注射（抗炎症量） ・抗菌薬の注射または内服[※1]

NSAIDs：非ステロイド性抗炎症薬
※1 抗菌薬 眼内に分布しやすい薬剤（ニューキノロン系など）を選択する。
※2 結膜下投与 短期間作用型ステロイド注射薬（デキサメタゾン0.5〜1 mg/headで効果1〜2日間）と，長期間作用型ステロイド注射薬（ベタメタゾン1〜3 mg/headで効果2〜3週間，またはトリアムシノロン4〜12 mg/headで効果2〜3週間）を結膜下に何カ所かに分けて注射する。

【注意点】
1. 角膜障害を認める場合には，副腎皮質ステロイド点眼薬は禁忌である（非ステロイド性抗炎症薬（NSAIDs）も注意が必要）。
2. 炎症が前眼部のみではなく後眼部にも認められる場合には，抗炎症薬の全身投与も行う。
3. 副腎皮質ステロイド薬やNSAIDsを全身投与する際は，事前に血液検査を実施し，肝機能および腎機能を評価する。

> ぶどう膜炎は，原因によっては診断や治療に時間が必要であったり，生涯にわたる治療が必要になったりする場合もある。飼い主とのインフォームドコンセントをしっかりと行うべき疾患である。

（p.19よりつづく）

Let's study basics

「角膜が赤い」場合

STEP 4　赤い部位・組織を特定して鑑別診断リストをつくる

❶赤い部分の深さを特定する

　角膜は無血管組織である。角膜が赤いということは，角膜に血管新生が起こっているということであり，これはつまり角膜障害が引き起こされる疾患が存在することを表す。

　角膜障害を引き起こす原因には，軽度な障害を引き起こすものと，視覚喪失につながるような重度の障害を引き起こすものがある。これを早期に判別するためには，結膜の場合と同様に，眼表面の疾患による角膜表層への血管新生なのか，角膜深層や眼内の炎症による角膜深層への血管新生なのかを鑑別することが重要なポイントになる。

第2章 眼が赤い Red eyes
Let's study basics | 「角膜が赤い」場合

POINT 2

角膜への血管新生は表層性と深層性の2つに分けられる

「角膜が赤い」をさらに詳しく見分けるには？

表層性血管新生
　角膜輪部から連続し，角膜上皮下を走行する血管新生を認める。この血管は結膜の血管から連続しているようにみえる。

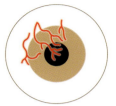

深層性血管新生
　角膜実質の深層に血管新生を認める。表層性血管新生と比較すると，細い血管が多数侵入しているようにみえる。

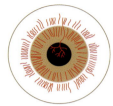

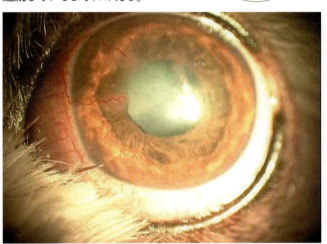

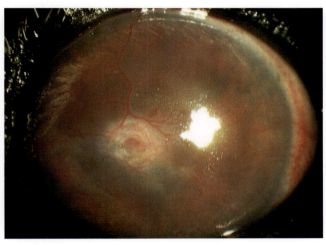

注意点 深層性血管新生は同時に表層性血管新生を伴っていることがほとんどである。

POINT 3

表層性血管新生と深層性血管新生の見分けかた

表層性か深層性か鑑別のしかたは？

　視診とスリットランプ検査で血管の走行を観察する。**表層性血管新生**の場合には，結膜の血管（結膜充血を伴う）から連続した血管が角膜に侵入しているようにみえる。**深層性血管新生**の場合には，結膜からの連続性はみられず，強膜から角膜の奥深くに侵入しているようにみえる（毛様充血を伴う）。深層に侵入する血管は，赤く細かな血管である。

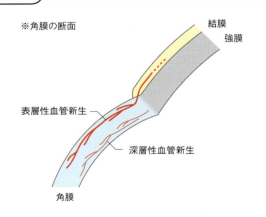

POINT 4

表層性・深層性から
予測できる疾患とは?

血管新生の深さをもとに鑑別すべき疾患をリストアップしよう

　表層性血管新生がみられる疾患と深層性血管新生がみられる疾患を **表2-10** に示した。ただし，このリストにあげられている疾患は，あくまでもよくみられる疾患であるため，注意が必要である。

表2-10 表層性血管新生と深層性血管新生の鑑別診断リスト

血管新生部位	疾患	
表層性血管新生	眼瞼疾患	・眼瞼炎(感染，免疫異常など) ・眼瞼腫瘍(角膜に接触している場合) ・眼瞼内反症(被毛が角膜に接触している場合)
	結膜疾患	・結膜炎(猫のヘルペス性角結膜炎など)
	角膜疾患	・表層性の角膜疾患(乾性角結膜炎など)
	強膜疾患	・強膜炎(上強膜炎)
深層性血管新生	角膜疾患	・角膜潰瘍・角膜穿孔など(角膜実質の深層よりもさらに深い部分に障害を認める場合)
	強膜疾患	・強膜炎 ・強膜腫瘍(輪部メラノーマなど)
	ぶどう膜疾患	・ぶどう膜炎(重度の場合)
	水晶体疾患	・水晶体脱臼(前方脱臼で水晶体が角膜に接触している場合)
	緑内障(高眼圧(45 mmHg以上)で角膜浮腫を認める場合)	

表2-10 の鑑別診断リストをみると，「結膜が赤い」場合と同様に，表層性血管新生よりも深層性血管新生のほうが重度の疾患が多いことがわかる。このことから，充血と同様に角膜の血管新生においても，血管が走行している深さを見極めることが重要である。

❷ひととおりの眼科検査を行って原因疾患を鑑別する

　必要な検査は次ページのリストのとおりである。角膜への血管新生の場合は，表層性・深層性ともに疾患の鑑別診断のために追加検査が必要になることが多い。基本の検査も含め，すべての検査結果と血管新生部位から，疾患が生じている部位と原因疾患をさらに絞り込むことができる(**図2-14**)。

第2章 眼が赤い Red eyes
Let's study basics | 「角膜が赤い」場合

- 1. 基礎神経学的検査
  - ・眼瞼反射
  - ・威嚇反射
  - ・対光反射
  - ・眩目反射
- 2. 涙液量検査（シルマーティアテスト）
- 3. 眼圧検査
- 4. スリットランプ検査
  - ・表面
  - ・眼内
- 5. 角結膜染色検査
- 6. 眼底検査

- 1. 血液検査
  角膜障害は内分泌異常や代謝異常を伴うことが多く，猫は感染症が原因であることも多い。そのため，眼科検査と同時に全血球計算，血液化学検査，抗体価測定などを行うことが望ましい。
- 2. 眼球超音波検査
  角膜混濁などにより眼内が検査できない場合に行う。ただし重度の角膜潰瘍や穿孔している症例では行わない。

特 — 1. 隅角検査
  緑内障が疑われる場合に行う。

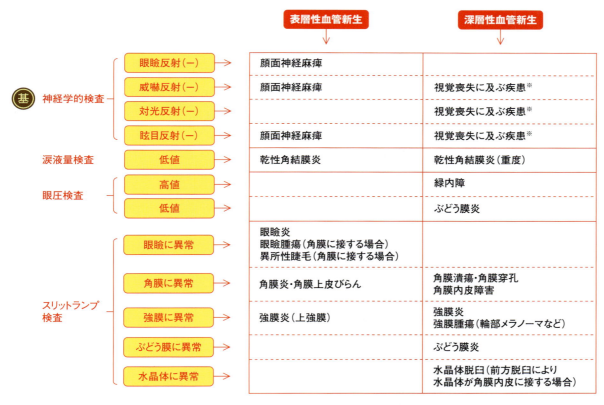

眼底検査　血管新生などの角膜障害の場合，角膜混濁が生じているため，眼底を明瞭にみることは基本的には不可能。

追　血液検査　全血球計算，血液化学検査，抗体価測定などを行い，角膜障害を引き起こす内分泌異常，代謝異常，感染症を評価することが望ましい。

眼球超音波検査　角膜混濁などにより眼内が透見不可能な場合に，超音波検査で眼内・眼底を評価する。ただし，重度の角膜潰瘍・角膜穿孔の症例では行わない。

特　隅角検査　先天緑内障・原発緑内障では狭隅角（櫛状靱帯形成異常）が認められることが多い。

※視路に重度の影響を及ぼす疾患。例として，重度の広範な角膜障害，白内障，緑内障，網膜疾患，脳神経疾患など。

図2-14 血管新生部位と検査結果の対応チャート図

Let's challenge!
実際の症例で鑑別してみよう

> 角膜が赤い症例がやってきた!

　以上の「角膜が赤い」症例における基本的な鑑別診断の手順をふまえて，実際の症例で診断を進めてみよう．

CASE 3　ゴールデン・レトリーバー，9歳，雌．両眼の眼瞼痙攣と流涙がひどいとの主訴で来院した．かかりつけの動物病院で，抗菌薬点眼液およびヒアルロン酸点眼液による治療を2週間以上行っているが，改善しない．活動性も低下している．

Q1　赤くなっているのは角膜の浅層か深層か，視診およびスリットランプ検査の写真とカルテ（図2-15〜図2-20）から判断してみよう．さらに，そのほかに顕著な異常所見があればあげてみよう．

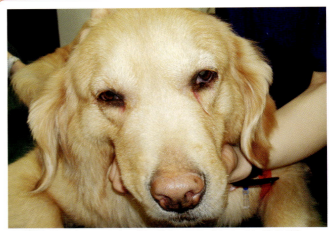

図2-15 外見（ローズベンガル染色・フルオレセイン染色後）

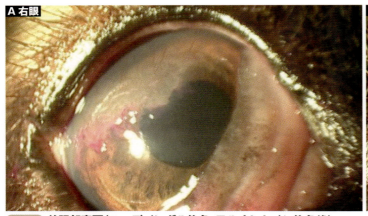
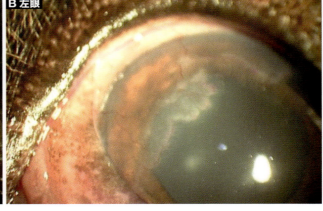

図2-16 前眼部表面（ローズベンガル染色・フルオレセイン染色後）
両眼ともに，角膜の一部が軽度に混濁し，その領域には新生血管が走行している．

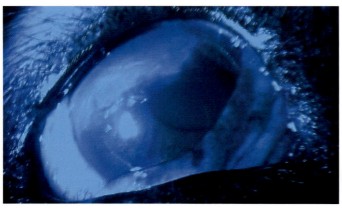

図2-17 右眼のフルオレセイン染色検査
角膜の混濁している領域がびまん性にフルオレセインで染色されている．

第2章 眼が赤い Red eyes
Let's challenge! | 実際の症例で鑑別してみよう ■ CASE 3

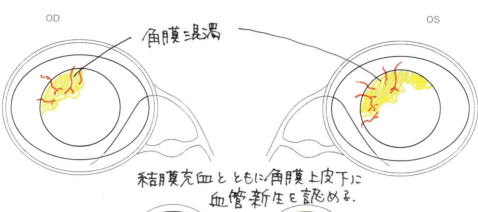

図2-18 前眼部のカルテ（上が視診，下が染色検査） OD：右眼，OS：左眼

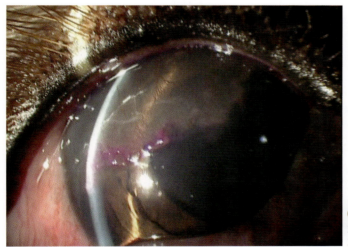

図2-19 右眼の眼表面のスリット像
角膜の反射光が混濁領域で太くなっている。また，角膜の新生血管は角膜輪部から連続していた。

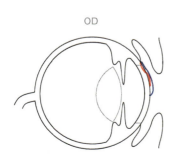
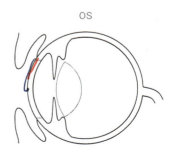

図2-20 眼表面のスリットランプ検査のカルテ OD：右眼，OS：左眼

A1 角膜の浅層が赤い。角膜表層への血管新生（表層性血管新生）により赤くみえている。これは，スリットランプ検査で結膜から連続した血管による角膜表層の血管新生を観察することで確認できる（図2-19，図2-20）。

その他の異常所見として，両眼の眼瞼痙攣と流涙，角膜上皮びらん，角結膜染色検査（+）が認められる。

Q2 表2-10（p.36）をみて，表層性血管新生が起こる眼疾患のリストをつくってみよう。

A2

表層性血管新生の鑑別診断リスト

眼瞼疾患	・眼瞼炎 ・眼瞼腫瘍 ・眼瞼内反症
結膜疾患	・結膜炎
角膜疾患	・表層性の角膜疾患（乾性角結膜炎など）
強膜疾患	・強膜炎（上強膜炎）

Q3 基本の眼科検査をひととおり行った。表2-11にその結果を示す。このなかで，とくに問題にしなければならない所見はどれか，チェック☑を入れてみよう。また，この症例の問題点をピックアップしてみよう。

表2-11 CASE 3の眼科検査結果

検査項目 基		結果 右眼	結果 左眼
神経学的検査	眼瞼反射	☐ +	☐ +
	威嚇反射	☐ +	☐ +
	対光反射（直接/間接）	☐ +/+	☐ +/+
	眩目反射	☐ +	☐ +
涙液量検査（STT）（mm/分）		☐ 20	☐ 19
眼圧検査（mmHg）		☐ 10	☐ 8
スリットランプ検査（図2-19 図2-20）		☐ ・9〜12時の領域に角膜上皮びらんと表層性血管新生 ☐ ・前房フレアなし	☐ ・9〜12時の領域に角膜上皮びらんと表層性血管新生 ☐ ・前房フレアなし
角結膜染色検査（F，RB）（図2-17 図2-18）		☐ 角膜全体がびまん性に染色された	☐ 角膜全体がびまん性に染色された
眼底検査（図2-21 図2-22）		☐ 異常なし	☐ 異常なし

STT：シルマーティアテスト　　F：フルオレセイン染色　　RB：ローズベンガル染色

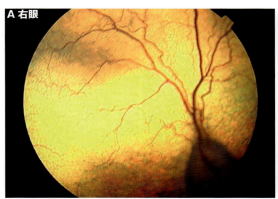 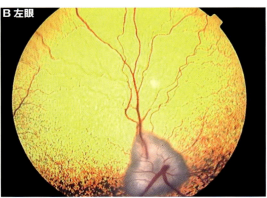

図2-21 眼底像　両眼ともに，タペタムの反射や眼底血管に異常は観察されない。

第2章 眼が赤い Red eyes
Let's challenge! 実際の症例で鑑別してみよう ■ CASE 3

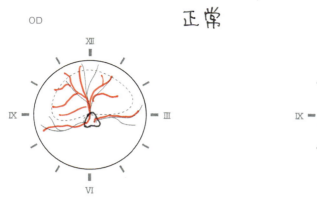
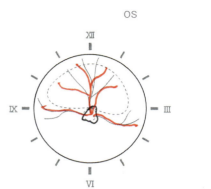

図 2-22 眼底検査のカルテ　OD：右眼，OS：左眼

A3 答えは **表2-12** のとおり。CASE 3 の検査結果にみられる問題点は，スリットランプ検査および角結膜染色検査で**両眼の角膜上皮びらん**が認められたことである。

表 2-12 CASE 3 の問題点　赤い文字で示す所見が問題点。

検査項目		結果 右眼	左眼
神経学的検査	眼瞼反射	☐ +	☐ +
	威嚇反射	☐ +	☐ +
	対光反射（直接/間接）	☐ +/+	☐ +/+
	眩目反射	☐ +	☐ +
涙液量検査（STT）（mm/分）		☐ 20	☐ 19
眼圧検査（mmHg）		☐ 10	☐ 8
スリットランプ検査（図2-19 図2-20）		☑・9〜12時の領域に角膜上皮びらんと表層性血管新生 ☐・前房フレアなし	☑・9〜12時の領域に角膜上皮びらんと表層性血管新生 ☐・前房フレアなし
角結膜染色検査（F, RB）（図2-17 図2-18）		☑ 角膜全体がびまん性に染色された	☑ 角膜全体がびまん性に染色された
眼底検査（図2-21 図2-22）		☐ 異常なし	☐ 異常なし

STT：シルマーティアテスト　F：フルオレセイン染色　RB：ローズベンガル染色

Q4 以上の問題点を，Q2 でつくった疾患リストと，図2-14（p. 37）の表層性血管新生の列に照らし合わせて，疑われる疾患は何か考えてみよう。

A4 図 **2-14** からピックアップすると……

表層性血管新生

スリットランプ検査　角膜に異常　→　角膜炎・角膜上皮びらん

CASE **3** の診断は**角膜炎・角膜上皮びらん**である。

Q5 本症例では，さらに次のような問題点がある。

1 両眼に同時に発生している

2 2週間以上治療しているが改善を認めない

3 活動性が低下している

3つの問題点について，**なぜそうなっているのか考えてみよう。**

A5

1 両眼性 ……全身性疾患を伴っている可能性がある

2 2週間以上治療しているが改善しない

　　　……難治性の角膜上皮びらんである

3 活動性の低下

　　　……角膜に痛みがある可能性（または全身性疾患の影響）

1〜**3**のような異常がみられる場合は，眼の症状のみにとらわれずに，全身性疾患の可能性も考えて診断を進める必要がある。本症例では，代謝異常と内分泌異常を評価するため，追加検査🔵として血液検査を行うことにした。

Q6 追加検査の結果，fT_4 値の低下が認められ，甲状腺機能低下症を併発していることがわかった。以上の結果より，**根本の原因を含めた最終的な診断は？**

A6 **甲状腺機能低下症による難治性（再発性）角膜上皮びらん。**

　このような症例は，甲状腺治療を実施しつつ角膜上皮の治療を行うことで，びらんが改善することが多い。角膜の治療については，CASE **4** の「角膜穿孔の診断と治療」（p. 47）を参照。

甲状腺機能低下症，副腎皮質機能亢進症，糖尿病などの内分泌異常や代謝異常は，損傷の治癒を遅らせる原因の一つとして考えられていることから，中年齢以上の犬では必ず評価する必要がある。

第2章 眼が赤い Red eyes
Let's challenge! | 実際の症例で鑑別してみよう ■ CASE 4

CASE 4 パグ，7歳，去勢済み雄。散歩中に草むらに顔を突っ込んでから，左眼が開かなくなったとの主訴で来院した。涙と眼脂がひどい。左眼には眼瞼痙攣を認め，顔を触ろうとするだけで嫌がる。元気がなく，食欲不振もみられる。

Q1 **赤くなっているのはどこだろう。**視診およびスリットランプ検査の写真とカルテ（図2-23〜図2-27）から判断してみよう。さらに，そのほかに顕著な異常所見があればあげてみよう。

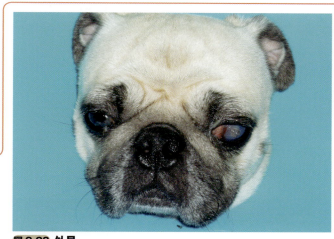

図2-23 外見

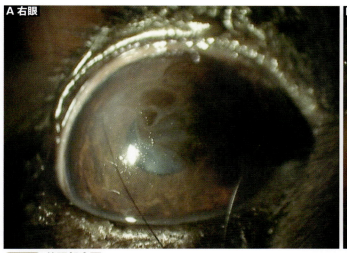
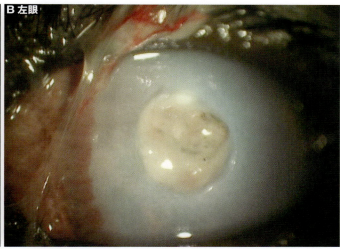

図2-24 前眼部表面
A：右眼は角膜の一部が黒くなり，その近くの結膜に充血血管がみられた。
B：左眼は角膜の大部分が白く濁り，その全周に無数の新生血管が観察された。この血管は角膜輪部での結膜からの連続性はみられなかった。結膜の領域には細かな充血血管が観察された。

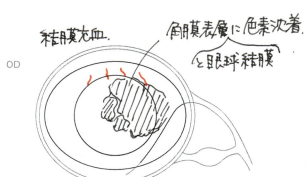
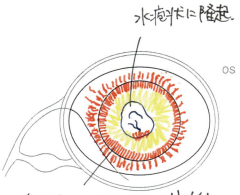

図2-25 前眼部のカルテ　OD：右眼，OS：左眼

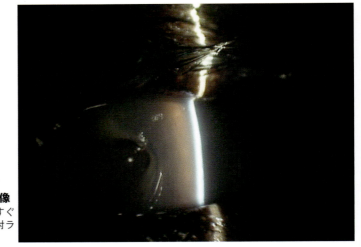

図 2-26 左眼のスリット像
角膜の白い反射ラインのすぐ後ろに、虹彩の茶色の反射ラインがみえている。

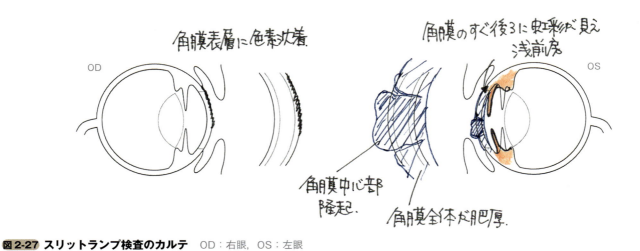

図 2-27 スリットランプ検査のカルテ　OD：右眼，OS：左眼

| A1 | 左眼の**角膜の深層**が赤い。**血管新生（深層性血管新生）**により眼が赤くみえている。視診とスリットランプ検査で，角膜全体の混濁および角膜中心部の隆起とともに，角膜輪部から侵入する表層性と深層性の血管新生が確認される。

その他の異常所見として，左眼を開けず，浅前房，眼瞼痙攣，多量の流涙と眼脂がみられ，元気がなく食欲不振であることも重要である。 |

| Q2 | **表 2-10**（p. 36）をみて，**深層性血管新生が起こる眼疾患**のリストをつくってみよう。 |

A2

深層性血管新生の鑑別診断リスト

角膜疾患	・角膜潰瘍（深層に達する場合） ・角膜穿孔
強膜疾患	・強膜炎 ・強膜腫瘍
ぶどう膜疾患	・ぶどう膜炎（重度の場合）
水晶体疾患	・水晶体脱臼（前方脱臼）
緑内障	（高眼圧）

第2章 眼が赤い Red eyes
Let's challenge! | 実際の症例で鑑別してみよう ■ CASE 4

Q3 基本の眼科検査をひととおり行った。表2-13にその結果を示す。このなかで，**とくに問題にしなければならない所見はどれか，チェック☑を入れてみよう**。また，この症例の問題点をピックアップしてみよう。

表2-13 CASE 4 の眼科検査結果
角膜混濁により眼底検査は行えなかった。

検査項目 (基)		結果 右眼	結果 左眼
神経学的検査	眼瞼反射	☐ ＋	☐ ＋
	威嚇反射	☐ ＋	☐ －
	対光反射（直接／間接）	☐ ＋／－	☐ 角膜混濁により評価不可能
	眩目反射	☐ ＋	☐ －
涙液量検査(STT)（mm/分）		☐ 16	☐ 測定不可
眼圧検査(mmHg)		☐ 18	☐ 測定不可・低眼圧（上眼瞼の上からの触診で眼球の虚脱を触知）
スリットランプ検査（図2-26 図2-27）		☐・結膜充血 ☐・12～3時の角膜中心部から眼球結膜にかけての領域に色素沈着	☐・毛様充血 ☐・角膜中心部が水疱状に隆起，角膜全周から表層性・深層性の血管新生 ☐・角膜全体の肥厚と混濁 ☐・角膜内皮側すぐのところに虹彩が存在（虹彩前癒着※） ☐・浅前房・前房フレア(＋＋＋)

STT：シルマーティアテスト

A3 CASE 4 の検査結果にみられる問題点は，次の7点である。また，再度異常所見を見直してみると，表2-14のようになる。

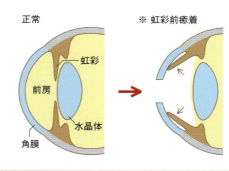

【右眼】
1 間接対光反射の消失　※左眼の対光反射は評価不可能
2 涙液減少　※左眼は測定不可
3 角膜・結膜の色素沈着

【左眼】
4 威嚇反射の消失
5 眩目反射の消失
6 眼球の虚脱(低眼圧)
7 角膜中心部の隆起，角膜全体の混濁と肥厚，浅前房，虹彩前癒着，前房フレア

表2-14 CASE 4 の問題点　赤い文字で示す所見が問題点。

検査項目		結果 右眼	結果 左眼
神経学的検査	眼瞼反射	☐ +	☐ +
	威嚇反射	☐ +	☑ − [4]
	対光反射（直接/間接）	☑ +/− [1]	☑ 角膜混濁により評価不可能
	眩目反射	☐ +	☑ − [5]
涙液量検査（STT）（mm/分）		☑ 16 [2]	☐ 測定不可
眼圧検査（mmHg）		☐ 18	☑ 測定不可・低眼圧（上眼瞼の上からの触診で眼球の虚脱を触知）[6]
スリットランプ検査（図2-26 図2-27）		☑・結膜充血 ☑・12〜3時の角膜中心部から眼球結膜にかけての領域に色素沈着 [3]	☑・毛様充血 ☑・角膜中心部が水疱状に隆起，角膜全周から表層性・深層性の血管新生 ☑・角膜全体の肥厚と混濁 ☑・角膜の内皮側すぐのところに虹彩が存在（虹彩前癒着） ☑・浅前房・前房フレア（+++） [7]

STT：シルマーティアテスト

Q4 7つの問題点を，Q2でつくった疾患リストと，図2-14（p.37）の深層性血管新生の列に照らし合わせて，疑われる疾患は何か考えてみよう。

A4 図2-14 からピックアップすると……

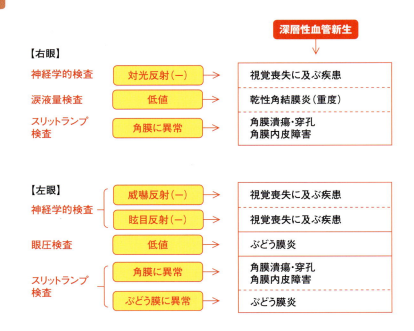

第2章 眼が赤い *Red eyes*
Let's challenge! | **実際の症例で鑑別してみよう** ■ CASE 4

いくつかの疾患に絞り込めた。A3 であげられた 7 つの問題点と，ピックアップされた疾患の関係を考えてみると……

【右眼】

1 右眼の間接対光反射の消失 ……………………… 左眼の求心路（網膜・視神経など）の異常

2 涙液減少 ……………………………………………… 乾性角結膜炎

3 角膜・結膜の色素沈着 ……………………………… 乾性角結膜炎の慢性経過

【左眼】

4 威嚇反射の消失 ……………………………………… 重度の角膜障害・ぶどう膜炎により，網膜・視神経も障害を受けている可能性がある

5 眩目反射の消失 ……………………………………… 左眼の網膜・視神経に及ぶ障害

6 眼球の虚脱（低眼圧）………………………………… 角膜穿孔

7 ┬ 角膜中心部の隆起，角膜全体の混濁と肥厚 …… **角膜全層にわたる障害（角膜穿孔）**により角膜全体が肥厚・混濁した

 ├ 浅前房，虹彩前癒着 ……………………………… 角膜穿孔により眼球が虚脱し，角膜後方に存在する虹彩が角膜内皮に癒着したことで前房が浅くなった

 └ 前房フレア ………………………………………… 角膜穿孔により眼内で炎症が起こった

CASE 4 の診断は，右眼は**乾性角結膜炎による色素性角膜炎**，左眼は草むらに顔をつっこんだときの**外傷による角膜穿孔**である。

ESSENTIAL

角 膜 穿 孔 の 診 断 と 治 療

■**診断後の注意点**

角膜穿孔では，視覚回復の可能性について評価し，続発症の発生に注意する必要がある。そのため，角膜穿孔の治療を行ったあとも定期的に検査する必要がある。

視覚回復の可能性

定期的に威嚇反射，対光反射，眩目反射の評価を行う。CASE 4 は，角膜障害が改善し，眼内の炎症が消失しても，これらの反射が正常に戻らなければ視覚回復は困難である。また，追加検査（追）として眼球超音波検査を行い，網膜剥離の有無を確認する。網膜剥離が確認されないにもかかわらず

視覚回復が認められない場合は，特殊検査（特）として網膜電図検査を行い（眼科専門医に相談），網膜の機能を評価する。

続発症

角膜穿孔では，続発症状として虹彩前癒着による狭隅角や隅角閉塞による続発緑内障を認める場合がある。したがって，定期的な眼圧測定が必要である。

■**治療**

角膜障害の治療は，障害の深さにより治療方法が異なる（**表 2-15**）。

47

表2-15 角膜障害の深度別の治療方法

症状・重症度	治療方法	点眼回数	目的・備考
角膜上皮のみ※	・ヒアルロン酸点眼液	1日4〜6回	・上皮細胞の接着・伸展の促進
	・抗菌薬点眼液	1日4回	・感染によるコラゲナーゼの活性を抑制
角膜実質浅層	・アセチルシステイン点眼液または血清点眼	1日4〜6回	・抗コラゲナーゼ作用による角膜融解の抑制
	・抗菌薬点眼液	1日4回	
角膜実質深層・角膜穿孔	・外科手術および点眼治療（アセチルシステイン点眼液と抗菌薬点眼液）	1日4〜6回	・外科手術は結膜フラップ術や角膜移植術を行う（ただし角膜の2/3以上の障害の場合は眼球摘出術が望ましい）
	・抗菌薬の全身投与 ・鎮痛薬の全身投与		・抗菌薬は眼内に分布しやすいニューキノロン系（ただし猫ではエンロフロキサシンは避ける），鎮痛薬はNSAIDsを用いる

NSAIDs：非ステロイド性抗炎症薬
※ CASE 3のように慢性的にびらんが治癒しない場合は，角膜のデブリードマンや角膜格子状切開術が必要になる（猫では行わない）。

（p.19よりつづく）

Let's study basics

「眼の中が赤い」場合

　眼球は，角膜を通して網膜まで観察でき，濁りがない状態が正常である。「眼の中が赤い」状態は，眼球内で出血していることを表しており，これは視覚に影響する重篤な状態である。

　眼内出血の原因はさまざまであるが，生命にかかわる疾患もあるため，注意して診断を進める必要がある。

赤い部位・組織を特定して鑑別診断リストをつくる

❶出血の部位と原因を調べる

　眼内出血は，血管の豊富な組織から起こることが多い。したがって，次の2つの組織から出血している可能性が高い。

　視診，スリットランプ検査，眼底検査，超音波検査を行い，出血しているのはどの組織なのかを調べ，それをもとに原因を推測する。

①ぶどう膜
②網膜

第2章 眼が赤い Red eyes
Let's study basics ｜「眼の中が赤い」場合

POINT 2

> まずは出血点を探るのが鉄則

「眼の中が赤い」ときは出血している組織を見分けよう

ぶどう膜からの出血

ぶどう膜(虹彩・毛様体・脈絡膜)からの出血の場合には，前房内の下方に血液が貯留する(前房出血)。

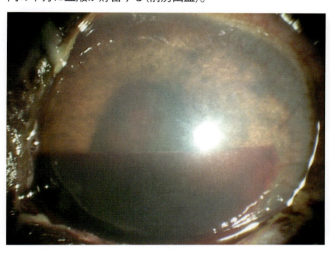

網膜からの出血

眼底検査で網膜血管からの出血が認められる(眼底出血)。

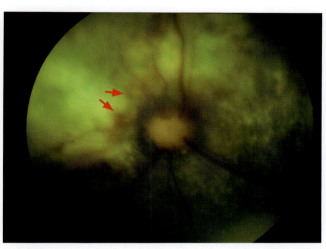

眼底全体にまだらに出血(→)が認められる。この写真では胞状網膜剥離も同時にみられる。

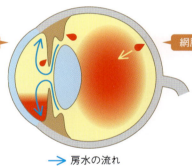

ぶどう膜から出血した場合，前部ぶどう膜炎であれば前房内に血液が貯留することが多い。同時に虹彩腫脹などもみられる。このようなときは，ぶどう膜炎の原因を調べることが重要である。

網膜から出血すると，出血点が網膜血管の走行に一致してみられ，同時に網膜剥離を認めることが多い。出血量が多い場合は，前房まで血液で満たされる。網膜からの出血は，後部ぶどう膜炎や網膜剥離でみられる。

POINT 3

> 眼球超音波検査を活用しよう

眼球全体が血液で満たされていたら超音波検査

眼球全体が血液で満たされている場合，原因としては，①重度のぶどう膜炎により後眼部まで炎症が波及したか，②網膜剥離や後部ぶどう膜炎(網脈絡膜炎など)による出血が前眼部にも波及したと考えられる。確定診断のためには，追加検査追を実施する必要がある。

図2-28の2枚の眼内出血の写真は，一方はぶどう膜炎，もう一方は網膜剥離による出血である。どちらも同じように眼内が血液で満たされており，出血がぶどう膜からか網膜からかを判断するのは難しい。

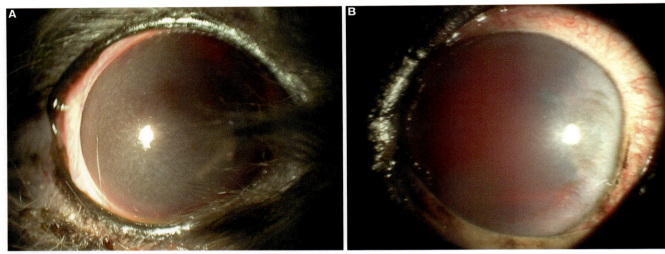

図2-28 眼内出血　A：ぶどう膜炎による出血。　B：網膜剥離による出血。

このような場合は，追加検査として眼球超音波検査を実施すれば，眼内の異常が確認され（図2-29），眼内出血の原因が特定できることがある（それでも原因を特定できないこともある）。

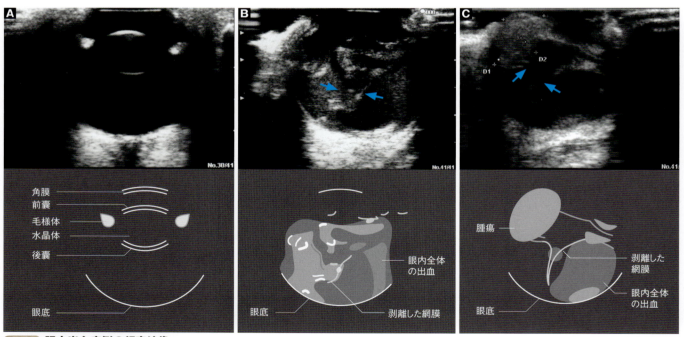

図2-29 眼内出血症例の超音波像
A：正常な眼。
B：網膜剥離と眼内出血（図2-28 Bと同じ症例）。➡のラインは剥離した網膜であり，硝子体の高エコー領域は血液である。網膜からの出血と考えられる。
C：眼内腫瘍による網膜剥離（➡）と眼内出血。網膜（または腫瘍）からの出血と考えられる。

第2章 眼が赤い *Red eyes*
Let's study basics | 「眼の中が赤い」場合

POINT 4

> 出血点がぶどう膜か網膜かで予測できる疾患とは？

出血組織をもとに鑑別すべき疾患をリストアップしよう

　ぶどう膜からの出血を起こす疾患と，網膜からの出血を起こす疾患を**表2-16**に示した。ただし，このリストにあげられている疾患は，あくまでもよくみられる疾患であるため，注意が必要である。

表2-16 眼内出血の鑑別診断リスト

出血部位	疾患	原因
ぶどう膜	ぶどう膜炎	・角膜潰瘍または角膜穿孔
		・緑内障
		・白内障（水晶体起因性ぶどう膜炎，白内障手術）
		・水晶体脱臼
		・網膜剥離
		・感染症（FIP，FIV，FeLV，トキソプラズマ，クリプトコッカスなど）
		・重度の強膜炎
		・免疫介在性疾患
	腫瘍（虹彩毛様体腫瘍・リンパ腫）	
網膜	網膜剥離	・犬種（コリー種（遺伝性コリー眼異常），シー・ズー（網膜剥離の好発品種））
		・外傷や眼内手術などの外的要因
		・角膜穿孔（穿孔創が大きく，眼球が虚脱した場合）
		・ぶどう膜炎
		・緑内障
		・高血圧（腎不全，甲状腺機能亢進症，心疾患）
	網脈絡膜炎（脈絡網膜炎）	・感染症（FIP，FIV，FeLV，トキソプラズマ，クリプトコッカスなど）

FIP：猫伝染性腹膜炎　　FIV：猫免疫不全ウイルス　　FeLV：猫白血病ウイルス

> ぶどう膜からの出血も網膜からの出血も，眼局所の問題が原因である場合と，全身性疾患が原因である場合がある。出血の部位と原因を特定することが重要である。

第2部　鑑別診断の手順と実際

❷ **基本の眼科検査および追加検査を行って原因疾患を絞り込む**

眼内出血の診断では，基本の検査だけでなく，追加検査を行う必要がある。必要な検査は次のリストのとおりである。これらの検査結果から，異常部位と原因疾患を絞り込むことができる（図2-30）。

1. 基礎神経学的検査
   - 眼瞼反射
   - 威嚇反射
   - 対光反射
   - 眩目反射
2. 涙液量検査（シルマーティアテスト）
3. 眼圧検査
4. スリットランプ検査
   - 表面（角膜，強膜）
   - 眼内（ぶどう膜，水晶体）
5. 眼底検査

1. 眼球超音波検査
   眼内出血の場合，スリットランプ検査や眼底検査だけでは異常を確認できないことがある。超音波検査で後眼部の異常を確認する。
2. 血液検査
   代謝異常，内分泌疾患，感染症，肝機能，腎機能について評価する。
3. 心血管系検査
   心臓超音波検査，心電図検査，血圧検査など（高血圧の確認）

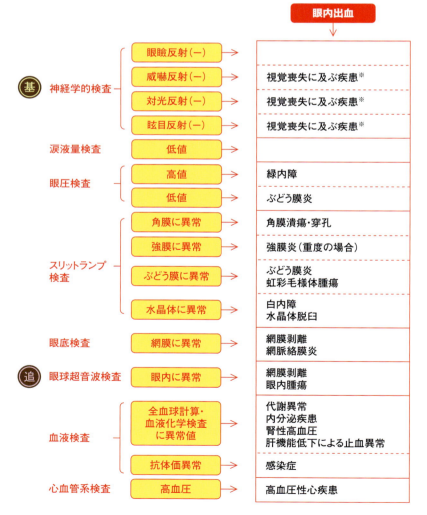

図 2-30 **眼内出血と検査結果の対応チャート図**

第 2 章 眼 が 赤 い *Red eyes*
Let's challenge! | 実際の症例で鑑別してみよう ■ CASE 5

Let's challenge!

眼の中が赤い症例がやってきた！

実際の症例で鑑別してみよう

以上の「眼の中が赤い」症例における基本的な鑑別診断の手順をふまえて，実際の症例で診断を進めてみよう。

CASE 5

シー・ズー，避妊済み雌，7歳。1週間前から左眼が赤いとの主訴で来院した。左眼はやや大きくなっている。元気や食欲はある。

Q1 赤くなっているのはどこだろう。視診の写真とカルテ（図2-31〜図2-33）から判断してみよう。さらに，そのほかに顕著な異常所見があればあげてみよう。

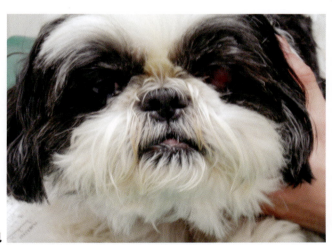
図 2-31 外見

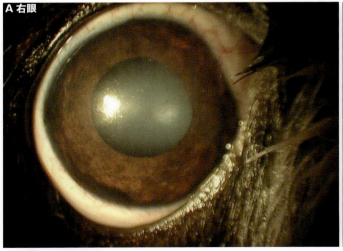
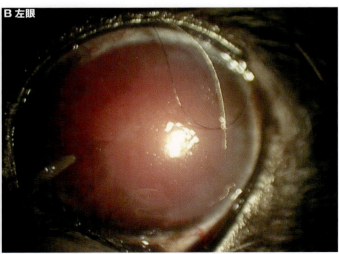

図 2-32 前眼部表面
A：右眼は結膜の領域の一部に充血血管が認められる。
B：左眼は，本来は虹彩と瞳孔がみえるはずの領域が赤く濁っている。結膜の領域には充血血管が観察されるが，角膜輪部での結膜血管との連続性はみられない。

第 2 部 鑑別診断の手順と実際

53

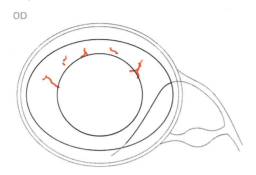

図 2-33 前眼部のカルテ　OD：右眼，OS：左眼

A1　左眼の**眼球内全体が赤い**。眼内が赤いということは，眼内出血であることを表す。赤い部位はそれだけでなく，左眼には結膜充血と毛様充血，右眼には結膜充血も認められる。その他の異常所見としては，左眼の眼球腫大に注意したい。

Q2　眼内の出血は，ぶどう膜（虹彩・毛様体・脈絡膜）や網膜などの血管が豊富な組織に起こる。**表 2-16**（p.51）をみて，まずは**眼内出血が起こりうる眼疾患のリストをつくってみよう**。

A2　眼球内の構造物のうち，出血が起こる可能性がある組織は次の 2 つである。リストは右のとおり。

①ぶどう膜（虹彩・毛様体・脈絡膜）
②網膜

眼内出血の鑑別診断リスト

ぶどう膜 からの出血	ぶどう膜炎	角膜潰瘍・穿孔，緑内障，白内障，水晶体脱臼，網膜剥離，感染症，強膜炎，免疫介在性疾患
	腫瘍	虹彩毛様体腫瘍，リンパ腫
網膜からの 出血	網膜剥離	品種，外傷・眼内手術，角膜穿孔，ぶどう膜炎，緑内障，高血圧
	感染症	（猫の場合）FIP，FIV，FeLV，トキソプラズマ，クリプトコッカス　など

Q3　基本の眼科検査をひととおり行った。**表 2-17**にその結果を示す。このなかで，**とくに問題にしなければならない所見はどれか，チェック☑を入れてみよう**。また，この症例の問題点をピックアップしてみよう。

第2章 眼が赤い Red eyes
Let's challenge! 実際の症例で鑑別してみよう ■ CASE 5

表2-17 CASE 5の眼科検査結果

検査項目 基		結果 右眼	結果 左眼
神経学的検査	眼瞼反射	□ +	□ +
	威嚇反射	□ +	□ −
	対光反射(直接/間接)	□ +/−	□ 眼内出血により瞳孔が観察不可
	眩目反射	□ +	□ −
涙液量検査(STT) (mm/分)		□ 9	□ 16
眼圧検査(mmHg)		□ 10	□ 24
スリットランプ検査(図2-34 図2-35)		□ ・軽度の結膜充血 □ ・星状硝子体	□ ・結膜充血・毛様充血 □ ・前房内に血液が貯留 □ ・角膜全体の肥厚
眼底検査(図2-36 図2-37)		□ 異常なし	□ 透見不可

STT：シルマーティアテスト

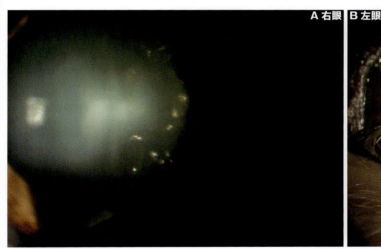
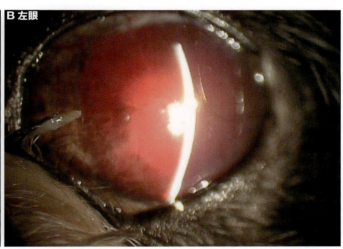

図2-34 スリット像
A：硝子体に細かな点状の光の反射がみられた。
B：角膜全体が肥厚している。

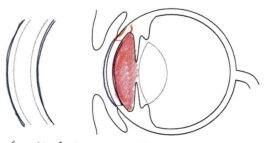

図2-35 スリットランプ検査のカルテ　OD：右眼，OS：左眼

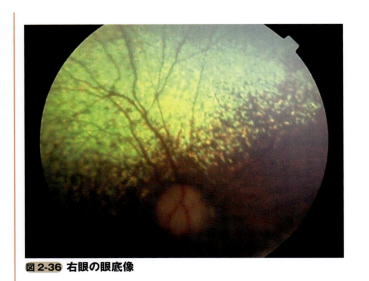

図2-36 右眼の眼底像

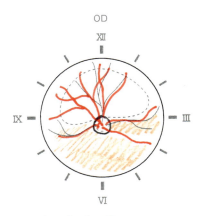

図2-37 眼底検査のカルテ（右眼）
左眼は眼内出血により観察不可であった。　OD：右眼

A3 答えは**表2-18**のとおり。CASE 5の検査結果にみられる問題点は，右の5点である。

1 威嚇反射の消失（左眼）
2 対光反射（間接）の消失（右眼）
3 眩目反射の消失（左眼）
4 涙液量の減少（両眼）
5 眼圧の上昇（左眼）

表2-18 CASE 5の問題点　赤い文字で示す所見が問題点。

検査項目		結果 右眼	結果 左眼
神経学的検査	眼瞼反射	＋	＋
	威嚇反射	＋	− **1**
	対光反射（直接/間接）	＋/− **2**	眼内出血により瞳孔が観察不可
	眩目反射	＋	− **3**
涙液量検査(STT) (mm/分)		9 **4**	16 **4**
眼圧検査(mmHg)		10	24 **5**
スリットランプ検査（図2-34 図2-35）		・軽度の結膜充血 ・星状硝子体	・結膜充血・毛様充血 ・前房内に血液が貯留 ・角膜全体の肥厚
眼底検査（図2-36 図2-37）		異常なし	透見不可

STT：シルマーティアテスト

Q4 5つの問題点を，Q2でつくった疾患リストと，図2-30（p. 52）に照らし合わせて，CASE 5の眼に何が起こっているのかを考えてみよう。

第2章 眼が赤い Red eyes
Let's challenge! | 実際の症例で鑑別してみよう ■ CASE 5

A4 図2-30からピックアップすると……

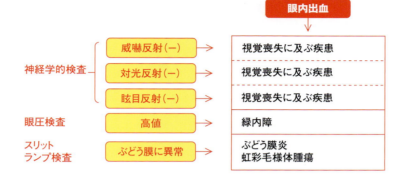

CASE 5は，左眼が**ぶどう膜炎および軽度の高眼圧**を起こしているところまで絞り込める。結膜充血と毛様充血はそれらによるもの，角膜全体の肥厚はぶどう膜炎の炎症細胞が角膜内皮に付着したことに起因する角膜浮腫であると考えられる。なお，右眼の星状硝子体は加齢性の硝子体変性，水晶体核の混濁は初発白内障である。いずれも加齢に伴って発生するが，現時点で治療が必要なわけではない。

Q5 CASE 5は出血のため左眼の眼内が確認できていない。このような場合の追加検査🔍としては，**どのような検査を行えばよいだろうか？**

A5 **眼球超音波検査，血液検査，血圧測定**を行う。眼内が透見できないときは眼底検査などの可視光線を利用した検査は不可能であるため，超音波検査を行って眼内の異常を調べる。また，出血の原因として全身性疾患の可能性を除外できていないため，血液検査や血圧測定を行う。

Q6 眼球超音波検査を行ったところ，左眼の網膜剥離と軽度の眼球腫大が確認された（**図2-38**）。なお，血液検査や血圧測定で異常は認められなかった。**これに基づく最終的な診断は？**

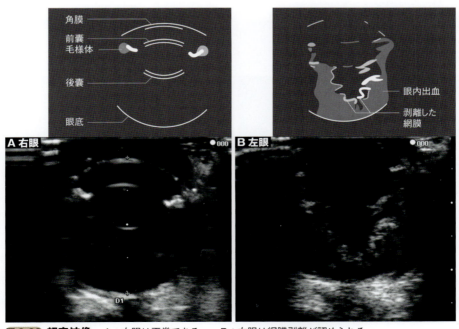

図2-38 超音波像 A：右眼は正常である。 B：左眼は網膜剥離が認められる。

A6 シー・ズーは網膜剥離の好発品種である。左眼の眼内出血は**品種特異的な網膜剥離が原因であり、それによる二次的な眼圧の上昇と眼球腫大**が認められる。

網膜剥離の治療法は外科手術であるが，実施可能な診療施設が限定されるため，眼内出血や眼圧上昇などの二次的な症状を治療する。眼内出血は非ステロイド性抗炎症薬（NSAIDs）の点眼または全身投与，眼圧上昇は緑内障の内科的治療に準じた治療を行う（第4章 p. 127を参照，ただし炎症を伴う続発緑内障ではプロスタグランジン製剤の使用は避ける）。

CASE 6 猫（雑種），12歳，去勢済み雄。1カ月前から両眼の中が赤くみえ，また眼が見えていない様子だとの主訴で来院した。元気・食欲が徐々になくなっている。

Q1 赤くなっているのはどこだろう。視診の写真とカルテ（図2-39〜図2-41）から判断してみよう。さらに，そのほかに顕著な異常所見があればあげてみよう。

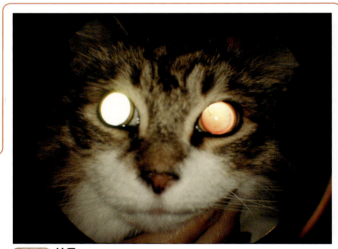
図2-39 外見

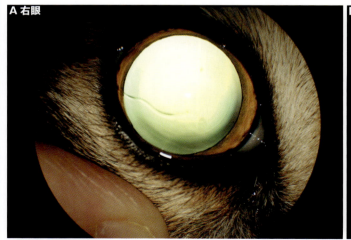
図2-40 前眼部表面　A 右眼

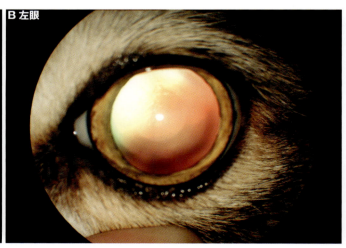
B 左眼

第2章 眼が赤い Red eyes
Let's challenge! | 実際の症例で鑑別してみよう ■ CASE 6

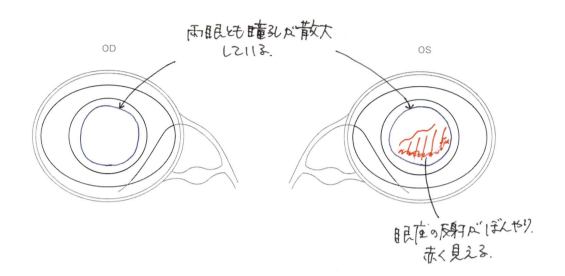

図 2-41 前眼部のカルテ　OD：右眼，OS：左眼

A1　左眼の**眼球内全体が赤くみえる**。眼内が赤いということは，眼球内で出血している状態を表している。飼い主の稟告では両眼が赤くみえるとのことだったため，右眼も注意深く検査する必要がある。その他の異常所見としては，視覚喪失，食欲不振がみられ，元気がないことに注意したい。

Q2　眼内出血は，ぶどう膜（虹彩・毛様体・脈絡膜）や網膜などの血管が豊富な組織に起こる。CASE 5 と同様に，**表 2-16**（p.51）をみて，まずは**眼内出血が起こりうる眼疾患のリストをつくってみよう**。

A2　眼球内の構造物のうち，出血が起こる可能性がある組織は次の2つである。リストは右のとおり。

①ぶどう膜（虹彩・毛様体・脈絡膜）
②網膜

眼内出血の鑑別診断リスト

ぶどう膜 からの出血	ぶどう膜炎	角膜潰瘍・穿孔，緑内障，白内障，水晶体脱臼，網膜剥離，感染症，強膜炎，免疫介在性疾患
	腫瘍	虹彩毛様体腫瘍，リンパ腫
網膜からの 出血	網膜剥離	品種，外傷・眼内手術，角膜穿孔，ぶどう膜炎，緑内障，高血圧
	感染症	FIP, FIV, FeLV, トキソプラズマ，クリプトコッカス　など

Q3　基本の眼科検査をひととおり行った。**表 2-19** にその結果を示す。このなかで，**とくに問題にしなければならない所見はどれか，チェック☑を入れてみよう**。また，この症例の問題点をピックアップしてみよう。

表2-19 CASE 6 の検査結果

検査項目 基		結果 右眼	結果 左眼
神経学的検査	眼瞼反射	☐ +	☐ +
	威嚇反射	☐ −	☐ −
	対光反射（直接/間接）	☐ −/−	☐ −/−
	眩目反射	☐ −	☐ −
眼圧検査(mmHg)		☐ 10	☐ 12
スリットランプ検査		☐ 中間透光体に異常なし	☐ 中間透光体に異常なし
眼底検査（図2-42 図2-43）		☐ ・胞状網膜剥離 ☐ ・出血	☐ ・胞状網膜剥離 ☐ ・出血

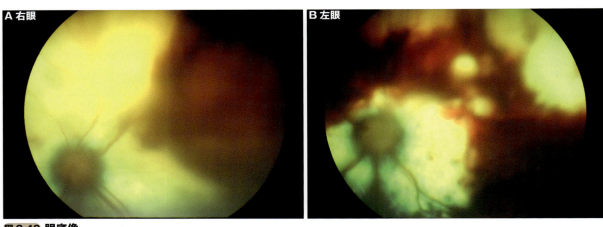

図2-42 眼底像
両眼の眼底に，赤く濁った領域が認められた。また，一部で網膜血管が浮き上がっているように観察された。

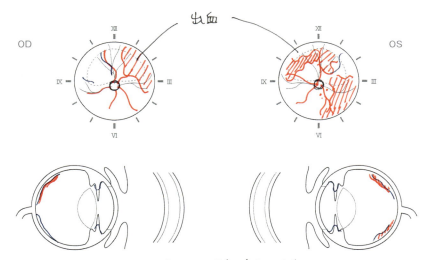

図2-43 眼底検査のカルテ　OD：右眼，OS：左眼

第 2 章 眼 が 赤 い Red eyes
Let's challenge! | 実際の症例で鑑別してみよう ■ CASE 6

A3 答えは表2-20のとおり。左眼だけでなく両眼の異常であった。CASE 6の検査結果にみられる問題点は，右の2点である。

1 両眼の視覚喪失
2 両眼の胞状網膜剥離・出血

表2-20 CASE 6の問題点　赤い文字で示す所見が問題点。

検査項目		結果 右眼	結果 左眼
神経学的検査	眼瞼反射	□ +	□ +
	威嚇反射	☑ −	☑ −
	対光反射（直接/間接）	☑ −/− 1	☑ −/− 1
	眩目反射	☑ −	☑ −
眼圧検査（mmHg）		□ 10	□ 12
スリットランプ検査		□ 中間透光体に異常なし	□ 中間透光体に異常なし
眼底検査（図2-42 図2-43）		☑ ・胞状網膜剥離 2 ☑ ・出血	☑ ・胞状網膜剥離 2 ☑ ・出血

Q4 2つの問題点を，Q2でつくった疾患リストと，図2-30（p.52）に照らし合わせて，CASE 6の眼に何が起こっているのかを考えてみよう。

A4 図2-30からピックアップすると……

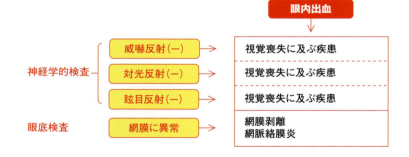

CASE 6の眼に起こっているのは，網膜剥離と網脈絡膜炎であると考えられる。

Q5 網膜剥離や網脈絡膜炎の原因はさまざまである。この症例は，①高齢の猫であり，②両眼性に発生し，③元気がない・食欲不振という全身性の症状が認められることから，全身性疾患が原因になっていることも視野に入れ，さらに診断を進める必要がある。また，猫では感染症，内分泌異常，腎不全に起因する眼異常（網膜剥離，網脈絡膜炎，高血圧性網膜症）が多くみられることにも注意したい。CASE 6 の原因疾患を探るための**追加検査㊟としては，どのような検査を行えばよいだろうか？**

A5 眼疾患は，動物種ごとの特徴もみられる。その点も考慮して，必要な追加検査を選び，診断を進めていく。CASE 6 で必要な追加検査は，**血液検査（感染症，内分泌機能，腎機能）と血圧測定**である。

- ・血液検査 ── 感染症（FIP, FIV, FeLV, トキソプラズマ，クリプトコッカスなど）
  - 内分泌異常（甲状腺機能）
  - 腎機能
- ・血圧測定 ── 高血圧の評価

Q6 追加検査の結果は，次のとおりであった。**これに基づく最終的な診断は？**

- ・血液検査 …… BUN とクレアチニンの上昇
  （感染症や内分泌機能異常は認められない）
- ・血圧測定 …… 収縮期血圧の上昇（210 mmHg）

A6 **腎不全による高血圧を原因とする網膜剥離および網膜出血**。高血圧により網膜血管が破綻して網膜下に血液が貯留し，網膜剥離が起こったと考えられる（高血圧性網膜症）。

ESSENTIAL

眼 内 出 血 の 治 療

　眼内出血がみられるときは，原因疾患を突き止めてその治療を行いつつ，続発症への対策をとることが重要である。

■原因疾患の治療

　眼内出血は，原因になっている疾患から二次的に起こっていることが多い。したがって，その疾患を適切に診断し，治療を開始する必要がある。CASE 6 は，腎不全による高血圧が眼内出血と網膜剥離の原因であるため，腎不全と高血圧の治療を行う。

■続発症への対策

　眼内出血は，続発症状として眼圧上昇を伴うことが多い。眼内に流出した血液細胞が隅角を閉塞し，房水の排出障害が起こることで，眼圧が上昇する。高眼圧の状態が続くと緑内障になり，眼球腫大に至る。したがって，出血の原因を治療しつつ，出血に伴う炎症を抑制する必要がある。高眼圧に対しては緑内障治療薬を使用するが（第 4 章の p. 127 を参照），出血・炎症に起因する続発緑内障の場合にはプロスタグランジン誘導体製剤は避ける。視覚の回復が不可能な場合には，シリコンインプラント挿入術や眼球摘出術などの外科手術を行う（猫は眼球摘出術のみ）。

注意点 眼内腫瘍を原因とする出血の場合は，眼球摘出術の適応になる。ただし，リンパ腫は化学療法の適応にもなる。

眼内出血は，眼局所の問題という場合もあるが，生命にかかわる全身性疾患が原因という場合があるため，原因疾患を確実に診断することが重要である。

Conclusion

おわりに

「眼が赤い」という臨床症状は，最もよくみられる症状である。ただ赤いとみるのではなく，必ずどの部分が赤いのかを判断し，炎症や出血が眼表面に起こっているのか，眼内に起こっているのかを見極めることが，診断を進めるうえで重要なポイントになる。この判断をもとに，眼科検査の結果（異常を示したのはどの項目か），動物種，年齢などから特徴を絞っていくことで，さらに鑑別診断を進めることができる。

「眼が赤い」という症状は，診断が難しいと思われがちであるが，一つずつポイントを絞っていくとわかりやすいと筆者は思う。

第3章 眼が白い

White eyes

Let's study basics

「眼が白い」「眼が濁っている」とは?

「眼が白い」または「眼が濁っている」などの混濁の症状は,「赤い」と同様に眼疾患の主訴として多い。眼が白い(濁っている)だけの場合もあるが,同時に第2章の「赤い」症状や,流涙,眼瞼痙攣などの痛みを表す症状,元気・食欲の減退などの全身症状を伴う場合もある。混濁を示す部位は,角膜,前房,水晶体がほとんどである。炎症が原因で起こる場合や,炎症を伴わずに混濁する場合もある。また,第2章と同様に眼局所の問題であることも,全身性疾患が原因になっていることもある。したがって,混濁部位はもちろん,原因によって治療が異なるため原因を正確に判断する必要がある。本章では,眼が白い症例における診察の進め方,鑑別や診断のポイントおよび注意点を解説する。

眼が白い症例がきました。さあ,どうする?

> 最初に確認することは?

STEP 1 動物種・年齢・性別を確認する

濁りという症状が現れる疾患も,遺伝性のものであれば動物種や年齢などに特徴が認められる場合がある。これらは最初に確認すべき重要項目である。

STEP 2 問診で確認すること

❶「白いのは右眼ですか? 左眼ですか? 両眼ですか?」

眼局所の疾患か,全身症状を伴っている疾患なのかを推測する。片眼であれば眼局所の疾患,両眼であれば眼以外の疾患が原因で全身に症状が現れている可能性がある。小さな濁りの場合は,飼い主が気づいていないこともあるため,決して問診だけで判断しないようにする。

❷「いつからですか? 数日前・数週間前からですか? またはここ最近の急な症状ですか?」

急性の濁りなのか,慢性経過による二次的な濁りなのかを判断する。急性の場合には,緊急処置を要することもある。

❸「眼が白いこと以外に症状はありますか?」

・充血,流涙,眼瞼痙攣などの痛みを表す症状がある
　➡ 炎症性の疾患の可能性がある
・食欲不振,多飲・多尿・過食など
　➡ 内分泌疾患や全身性疾患が疑われる

❹「すでに何か治療を行っていますか?」 行っている場合は「今日は点眼や投薬をしましたか?」

治療が行われている場合には,どのような薬を使用してい

第3章 眼が白い White eyes
Let's study basics | 眼が白い症例がきました。さあ，どうする？

るのか，どのくらいの期間治療しているのか，症状は改善しているか・変わらないか・悪くなっているかなどを確認する。また，最後に点眼したのは何時頃なのかを確認する。

STEP 3 視診で確認すること

❶白いのは眼のどこか

眼が白くなる部位としては，角膜，前房，水晶体が多い。まず，どこが白いのかを確実に判断する必要がある。

POINT 1

まずは白い部位を見極めよう

眼が白い症例の診察では，濁りの部位を特定することが重要である（表3-1）。また，充血や血管新生などの炎症を表す症状を同時に伴っているかどうかも確認する。

表3-1 白い部位

白い部位	解剖学的部位
眼の表面が白い	角膜が白い（限局的・全体的）
眼球内が白い	前房が白い 水晶体が白い （硝子体が白い）

- 角膜が白い場合 ☞ 下に続く
- 前房が白い場合 ☞ p. 78 へ
- 水晶体が白い場合 ☞ p. 90 へ

「角膜が白い」場合

STEP 4 白い部位・領域をスリットランプ検査で特定して鑑別診断リストをつくる

❶白い部位は4層構造のどこか

角膜が白い場合には，この時点でスリットランプ検査を行い，一部の限局した角膜混濁なのか，全体的な混濁なのかを最初に鑑別する。角膜は4層構造（上皮，実質，デスメ膜，内皮）からなるが，濁り方によってどの部分に障害があるのかを推測することが可能である。

POINT 2

> 疾患を絞り込むために混濁の領域をとらえる

角膜が白いときは領域をチェックする

限局的な混濁

角膜上皮〜実質浅層の障害であることが多い。

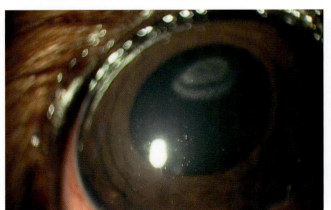

角膜の混濁は部分的であり，正常な領域も存在する。

全体的な混濁

角膜実質深層〜内皮に障害が及んでいることが多い。

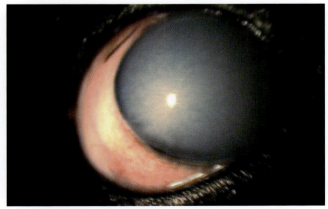

角膜全体が混濁し，正常な領域はわずかか，またはみられない。

注意点 角膜が濁っている場合には，混濁と同時に血管新生や充血など
の炎症所見がみられるかどうかを確認することも，診断上の重要なポイ
ントである。充血や血管新生の見分け方については第2章(p. 20〜，
p. 34〜)を参照。

> 混濁の領域から
> 予測できる疾患とは?

POINT 3

混濁の領域をもとに鑑別すべき疾患をリストアップしよう

　限局性の混濁がみられる疾患と，全域の混濁がみられる疾患を 表3-2 に示した。結膜充血や角膜への血管新生などの炎症所見を伴う場合と，そうでない場合によって鑑別すべき疾患は異なる。ただし，このリストにあげられている疾患は，あくまでもよくみられる疾患であり，すべてがあてはまるわけではないため注意が必要である。

表3-2 **角膜混濁の鑑別診断リスト**

混濁	充血・血管新生	疾患	
限局性	なし	角膜疾患	・角膜ジストロフィー（両眼性で血液検査にも異常なし） ・瞳孔膜遺残(瞳孔膜が角膜内皮に付着している場合)※
		ぶどう膜疾患	・瞳孔膜遺残
	あり	角膜疾患	・角膜変性症 ・角膜上皮びらん ・角膜潰瘍（実質浅層） ・角膜内皮ジストロフィー（二次的に上皮びらんを伴う場合）
		角結膜疾患	・乾性角結膜炎（軽度）
		眼瞼疾患	・眼瞼炎 ・眼瞼腫瘍 ・眼瞼内反症 ・異所性睫毛
		強膜疾患	・強膜炎
		ぶどう膜疾患	・虹彩毛様体腫瘍（角膜内皮に腫瘍が付着している場合）
全体的	なし	角膜疾患	・角膜内皮ジストロフィー
	あり	角膜疾患	・角膜潰瘍（実質深層） ・角膜穿孔 ・角膜内皮障害 　（緑内障，ぶどう膜炎，水晶体脱臼などによるもの）
		角結膜疾患	・乾性角結膜炎（軽度）
		ぶどう膜疾患	・ぶどう膜炎
		水晶体疾患	・水晶体前方脱臼（角膜内皮に付着する場合）
		緑内障	

※瞳孔膜遺残　胎生期に瞳孔を覆っている瞳孔膜が出生後も遺残したもの。角膜内皮だけでなく，水晶体や虹彩に付着する場合がある。

> 表3-2 の鑑別診断リストをみると，「角膜が白い」疾患は，限局性の場合は障害が角膜表層に，全域の場合は障害が角膜深層に存在する疾患が多いことがわかる。加えて，充血などの炎症所見を伴う場合はさらに重度の疾患が多い。混濁の領域や炎症所見の有無を確かめることは重要である。

第3章 眼が白い White eyes
Let's study basics | 「角膜が白い」場合

❷ ひととおりの眼科検査を行って原因疾患を鑑別する

鑑別すべき疾患のリストができたら，前眼部から眼底までの検査をひととおり行う。混濁の領域，充血などの炎症所見の有無と，検査結果をあわせることで，原因疾患がある程度推測できる（図3-1）。

基本の検査 ㊞
- 1. 基礎神経学的検査
  - ・眼瞼反射
  - ・威嚇反射
  - ・対光反射
  - ・眩目反射
- 2. 涙液量検査（シルマーティアテスト）
- 3. 眼圧検査
- 4. スリットランプ検査
- 5. 角結膜染色検査
- 6. 眼底検査

追加検査 ㊟
- 1. 血液検査（内分泌異常，代謝異常，感染症）
- 2. （疾患によって）CT・MRI 検査
- 3. （疾患によって）眼球超音波検査

> 角膜混濁が広範囲に及び，かつ充血などの炎症を伴う場合には，視覚喪失につながる疾患や緊急処置を必要とする疾患であることが多いため，注意する必要がある。

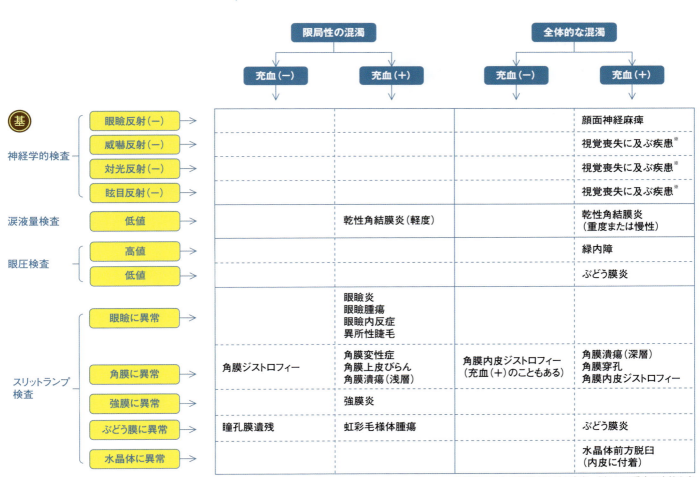

図3-1 混濁の領域・充血の有無と，検査結果の対応チャート図

※視路に重度の影響を及ぼす疾患。例として重度の広範な角膜障害，白内障，緑内障，網膜疾患，脳神経疾患などが考えられる。

Let's challenge!

実際の症例で鑑別してみよう

> 角膜が白い症例がやってきた!

以上の「角膜が白い」症例における鑑別診断の手順をふまえて，実際の症例で診断を進めてみよう。

CASE 7　シェットランド・シープドッグ，避妊済み雌，14歳。1週間くらい前から右眼をしょぼしょぼさせ，痛そうにしているという。

Q1　視診で眼（眼表面）が白く濁っていたため，この時点でスリットランプ検査を行った。白くなっているのはどこか，視診およびスリットランプ検査の写真とカルテ（図3-2〜図3-6）から判断してみよう。さらに，そのほかに顕著な異常所見があればあげてみよう。

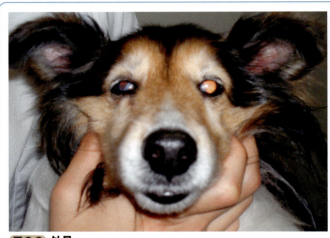

図3-2 外見

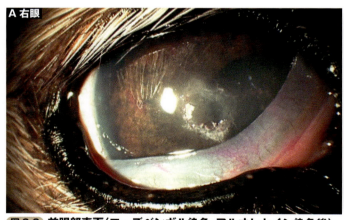
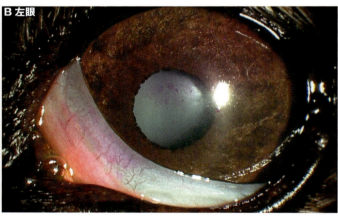

図3-3 前眼部表面（ローズベンガル染色・フルオレセイン染色後）

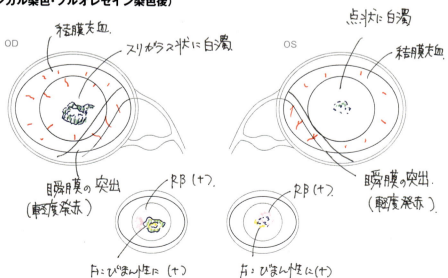

図3-4 前眼部のカルテ（上が視診，下が染色検査）
OD：右眼，OS：左眼，RB：ローズベンガル染色，F：フルオレセイン染色

第3章 眼が白い White eyes
Let's challenge! 実際の症例で鑑別してみよう ■ CASE 7

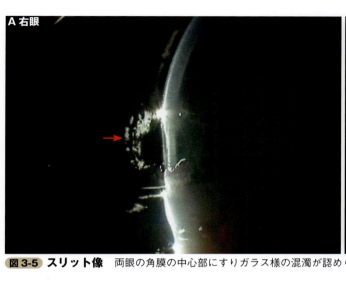
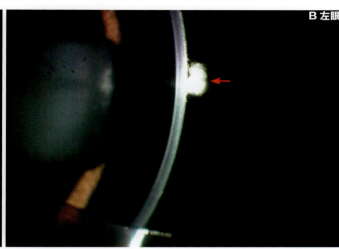

図3-5 スリット像 両眼の角膜の中心部にすりガラス様の混濁が認められる(→)。

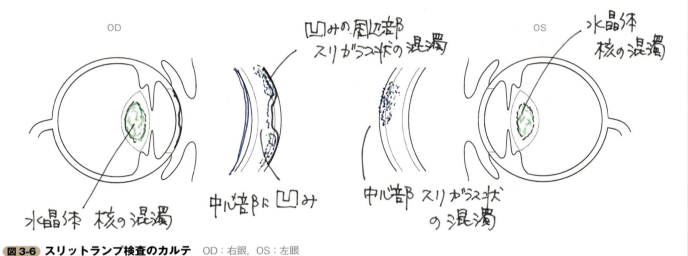

図3-6 スリットランプ検査のカルテ OD：右眼，OS：左眼

A1 両眼の角膜の中心部が限局性に白く混濁している。右眼は中心部にリング状のすりガラス様混濁，左眼は点状の混濁である。また，両眼ともに軽度の水晶体混濁もみられる。

その他の異常所見としては，両眼の結膜充血，右眼の眼瞼痙攣（しょぼしょぼさせている）など，炎症および疼痛症状がみられることに注意したい。

Q2 表3-2 (p. 66)をみて，限局性角膜混濁および充血が起こる眼疾患の鑑別診断リストをつくってみよう。

A2

限局性の角膜混濁および充血(＋)の鑑別診断リスト

角膜疾患	・角膜変性症 ・角膜上皮びらん ・角膜潰瘍（実質浅層） ・角膜内皮ジストロフィー （二次的に上皮びらんを伴う）
角結膜疾患	・乾性角結膜炎（軽度）
眼瞼疾患	・眼瞼炎 ・眼瞼腫瘍 ・眼瞼内反症 ・異所性睫毛

強膜炎や虹彩毛様体腫瘍は，スリットランプ検査で毛様充血，虹彩の膨隆，前房フレアなどが認められないことから除外できる。

Q3 基本の眼科検査をひととおり行った。**表3-3**にその結果を示す。このなかで，**とくに問題にしなけ**ればならない所見はどれか，チェック☑を入れてみよう。また，この症例の問題点をピックアップしてみよう。

表3-3 CASE 7 の眼科検査結果

検査項目 基		結果	
		右眼	左眼
神経学的検査	眼瞼反射	☐ +	☐ +
	威嚇反射	☐ +	☐ +
	対光反射（直接/間接）	☐ +/+	☐ +/+
	眩目反射	☐ +	☐ +
涙液量検査（STT）（mm/分）		☐ 15	☐ 12
眼圧検査（mmHg）		☐ 15	☐ 15
スリットランプ検査（**図3-5** **図3-6**）		☐ ・結膜充血 ☐ ・角膜中心部にリング状のすりガラス様混濁，その中心部のへこみ，周囲のびらん ☐ ・水晶体核の混濁	☐ ・結膜充血 ☐ ・角膜の点状の混濁 ☐ ・水晶体核の混濁
角結膜染色検査（F，RB）（**図3-4**）		☐ 角膜中心部がびまん性に（＋）	☐ 角膜中心部がびまん性に（＋）
眼底検査		☐ 異常なし	☐ 異常なし

STT：シルマーティアテスト　　F：フルオレセイン染色　　RB：ローズベンガル染色

A3 答えは**表3-4**のとおり。CASE 7 にみられる問題点は，次の3点である。

1 両眼の限局性の角膜混濁と結膜充血，右眼の眼瞼痙攣など炎症を伴うことを表す症状
2 軽度の涙液減少
3 スリットランプ検査における角膜のすりガラス様混濁とびらん，角結膜染色検査（＋）

表3-4 CASE 7 の問題点　赤い文字で示す所見が問題点。

検査項目		結果	
		右眼	左眼
神経学的検査	眼瞼反射	☐ +	☐ +
	威嚇反射	☐ +	☐ +
	対光反射（直接/間接）	☐ +/+	☐ +/+
	眩目反射	☐ +	☐ +
涙液量検査（STT）（mm/分）		☑ 15 **2**	☑ 12 **2**
眼圧検査（mmHg）		☐ 15	☐ 15
スリットランプ検査（**図3-5** **図3-6**）		☑ ・結膜充血 **1** ☑ ・角膜中心部にリング状のすりガラス様混濁，その中心部のへこみ，周囲のびらん **3** ☐ ・水晶体核の混濁	☑ ・結膜充血 **1** ☑ ・角膜の点状の混濁 **3** ☐ ・水晶体核の混濁
角結膜染色検査（F，RB）（**図3-4**）		☑ 角膜中心部がびまん性に（＋） **3**	☑ 角膜中心部がびまん性に（＋） **3**
眼底検査		☐ 異常なし	☐ 異常なし

STT：シルマーティアテスト　　F：フルオレセイン染色　　RB：ローズベンガル染色

第3章 眼が白い White eyes
Let's challenge! | 実際の症例で鑑別してみよう ■CASE 7

Q4 3つの問題点を,A2でつくった疾患リストと,図3-1(p.67)の限局性の混濁および充血(+)の列に照らし合わせて,どのような疾患が疑われるか考えてみよう。

A4 図3-1からピックアップすると……

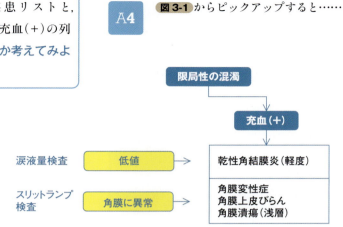

鑑別診断リストは次の4つの疾患に絞られる。

・軽度の乾性角結膜炎
・角膜変性症
・角膜上皮びらん
・角膜潰瘍(浅層)

確定診断を行う際の注意点
発症が両眼であることや,年齢,犬種にも注目して追加検査を実施する。

Q5 CASE 7 は両眼性に発症しており,高齢のシェットランド・シープドッグであることから,内分泌異常や代謝異常なども評価する必要がある。追加検査追として,血液検査を行うべきである。追加検査の結果,総コレステロール値の上昇,トリグリセリド値の上昇,fT$_4$の低下が認められた。根本の原因を含めた最終的な診断は?

A5 高脂血症および甲状腺機能低下症を伴った**角膜変性症**。涙液の軽度減少も,甲状腺機能低下症の影響と考えられる。

ESSENTIAL

角膜変性症の診断と治療

■鑑別診断のポイント

角膜の限局性の混濁では,角膜ジストロフィーと角膜変性症の鑑別が必要である。次の相違点に注意して鑑別する。

角膜ジストロフィー
- 両眼性に発症
- 犬種特異的
- 炎症なし，全身性疾患なし

角膜変性症
- 両眼性が多いが片眼性の場合もある
- 高脂血症，高カルシウム血症，甲状腺機能低下症，副腎皮質機能亢進症などに起因する
- 炎症あり（血管新生，流涙，眼瞼痙攣，充血などがみられる）

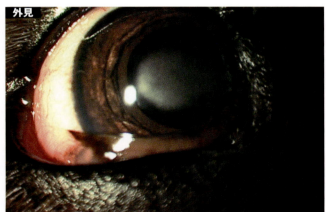
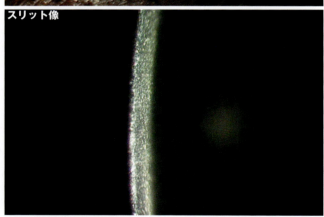

両眼の角膜中心部付近に楕円形やリング状の混濁を認める。スリットランプ検査では，上皮下や実質の浅い部分に細かな点状の混濁を認める。また，上皮は滑らかで血管新生は認められない。フルオレセイン染色ではほとんど染色されないが，ローズベンガル染色ではときおり染色される。

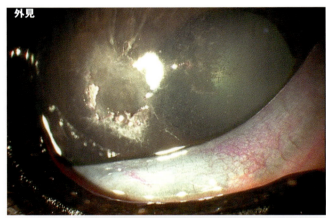
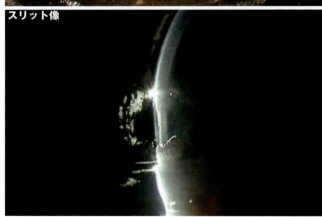

両眼または片眼の角膜中心部付近に不整形の混濁を認める。スリットランプ検査では，上皮や実質の一部が欠損してみられる場合があり，角膜輪部から欠損部に向かう血管新生も認められる。フルオレセイン染色・ローズベンガル染色ともに染色されることがほとんどである。

■**治療**

　角膜変性症は，高脂血症，甲状腺機能低下症，副腎皮質機能亢進症，高カルシウム血症などから二次的に発生していることがほとんどである。これらの治療を獣医内科学書などを参考に行う。角膜の混濁を完全に消失させることは不可能であるため，眼局所の治療としては，二次的に起こっている角膜びらんや潰瘍の治療を行う（表3-5）。

第3章 眼が白い White eyes
Let's challenge! 実際の症例で鑑別してみよう ■ CASE 7

表3-5 角膜変性症の眼局所の治療

目的	点眼液	点眼回数	注意点・備考
びらん・潰瘍の治療	アセチルシステイン	1日4回以上	—
	血清	1日4回以上	・作製後1週間以上経過したものは使用しない ・他剤との混和は望ましくない
涙液膜の安定	ヒアルロン酸	1日4〜6回	—
抗菌薬治療	セフェム系　または フルオロキノロン系	1日3〜4回	・眼脂が多く感染が疑われる場合 （眼脂の塗抹鏡検を行う）

角膜障害における疼痛治療の注意点

角膜障害による眼瞼痙攣および流涙などの疼痛や，充血などの炎症を表す症状に対して，副腎皮質ステロイド薬（免疫介在性角膜疾患の場合は除く）や非ステロイド性抗炎症薬（NSAIDs）の点眼薬が処方されることが多いが，どちらも角膜の治癒を遅らせたり，悪化させる可能性がある。このような場合は，点眼液による治療ではなく，NSAIDsなどを全身投与するのが望ましい。

> 全身投与にあたっては，事前に血液検査を行い，肝機能，腎機能などを必ず評価しておく。

CASE 8　チワワ，避妊済み雌，9歳。約1年前に右眼が白くなり，角膜保護薬（ヒアレイン®点眼液0.1％）を使用しているが改善せず，約2カ月前から左眼も白く濁りはじめた。フルオレセイン染色検査（−）で，痛みはない様子。治癒しないため，精査を希望して来院した。

Q1　視診で眼（眼表面）が白く濁っていたため，この時点でスリットランプ検査を行った。白くなっているのはどこか，視診およびスリットランプ検査の写真とカルテ（図3-7〜図3-10）から判断してみよう。さらに，そのほかに顕著な異常所見があればあげてみよう。

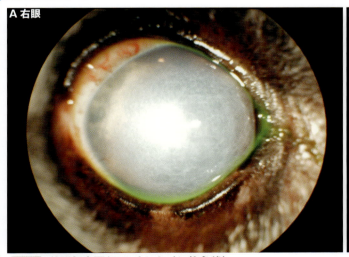
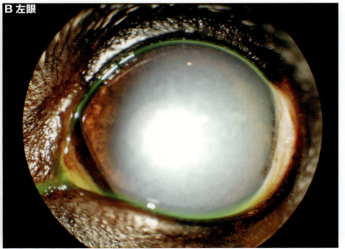

図3-7　前眼部表面（フルオレセイン染色後）

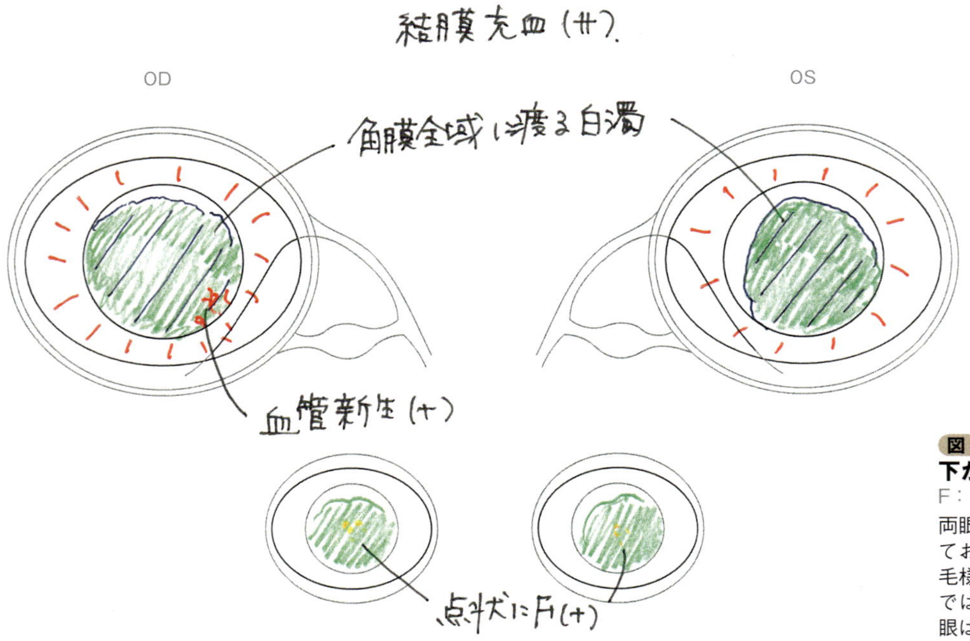

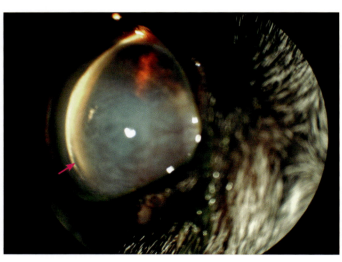

図3-8 前眼部のカルテ（上が視診，下が染色検査） OD：右眼，OS：左眼，F：フルオレセイン染色
両眼ともに角膜がほぼ全域にわたり白濁しており（緑色の領域），結膜充血と軽度の毛様充血がみられる。フルオレセイン染色では角膜が点状に染色された（黄色）。右眼は角膜表層への血管新生も認められた。

図3-9 右眼のスリット像
スリット光による眼内の透見は可能であったが，角膜が重度に肥厚している。中心より下方では，角膜上皮下に液体（房水）が貯留しているのがわかる（→）。

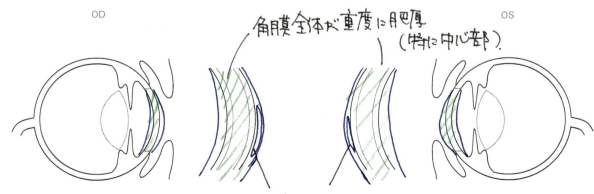

図3-10 スリットランプ検査のカルテ OD：右眼，OS：左眼

第3章 眼 が 白 い *White eyes*
Let's challenge! | **実際の症例で鑑別してみよう** ■ CASE 8

A1 **両眼の角膜全域**が白く混濁している。境界はなく，均一な混濁である。その他の異常所見としては，両眼の結膜充血に注意したい。

Q2 **表3-2**（p. 66）をみて，**全体的な角膜混濁が起こる眼疾患の鑑別診断リストをつくってみよう。**

A2

全体的な角膜混濁の鑑別診断リスト

角膜疾患	・角膜潰瘍（実質深層） ・角膜穿孔 ・角膜内皮障害 ・角膜内皮ジストロフィー
角結膜疾患	・乾性角結膜炎（軽度）
ぶどう膜疾患	・ぶどう膜炎
水晶体疾患	・水晶体前方脱臼（角膜内皮に付着）
―	・緑内障

Q3 基本の眼科検査をひととおり行った。**表3-6** にその結果を示す。このなかで，**とくに問題にしなけれ**ばならない所見はどれか，**チェック☑を入れてみよう。**また，この症例の問題点をピックアップしてみよう。

表3-6 CASE 8 の眼科検査結果

検査項目 基		結果	
		右眼	左眼
神経学的検査	眼瞼反射	□ +	□ +
	威嚇反射	□ +	□ +
	対光反射（直接／間接）	□ +/+	□ +/+
	眩目反射	□ +	□ +
涙液量検査（STT）（mm/分）		□ 20	□ 19
眼圧検査（mmHg）		□ 10	□ 9
スリットランプ検査（図3-9 図3-10）		□ ・結膜充血 □ ・角膜の重度の肥厚 □ ・4時方向からの角膜への表層性血管新生	□ ・結膜充血 □ ・角膜の重度の肥厚
角結膜染色検査(F，RB)（図3-8）		□ 点状に（+）	□ 点状に（+）
眼底検査		□ ※角膜混濁により透見不可	□ ※角膜混濁により透見不可

STT：シルマーティアテスト　　F：フルオレセイン染色　　RB：ローズベンガル染色

第2部 鑑別診断の手順と実際

A3 答えは 表3-7 のとおり。CASE 8 にみられる問題点は，次の4点である。

1 両眼の結膜充血（とくに右眼）
2 スリットランプ検査での角膜の重度の肥厚と表層性血管新生
3 角結膜染色検査(＋)
4 角膜混濁により眼底の観察が不可能

表3-7 CASE 8の問題点 赤い文字で示す所見が問題点。

検査項目		結果 右眼	左眼
神経学的検査	眼瞼反射	☐ ＋	☐ ＋
	威嚇反射	☐ ＋	☐ ＋
	対光反射（直接/間接）	☐ ＋/＋	☐ ＋/＋
	眩目反射	☐ ＋	☐ ＋
涙液量検査(STT)（mm/分）		☐ 20	☐ 19
眼圧検査(mmHg)		☐ 10	☐ 9
スリットランプ検査（図3-9 図3-10）		☑ ・結膜充血 1 ☑ ・角膜の重度の肥厚 ☑ ・4時方向からの角膜への表層性血管新生 ⎤2	☑ ・結膜充血 1 ☑ ・角膜の重度の肥厚 2
角結膜染色検査(F, RB)（図3-8）		☑ 点状に(＋) 3	☑ 点状に(＋) 3
眼底検査		☐ ※角膜混濁により透見不可 4	☐ ※角膜混濁により透見不可 4

STT：シルマーティアテスト　F：フルオレセイン染色　RB：ローズベンガル染色

Q4 4つの問題点のうち，2～4は角膜の異常によるものである。A2 でつくった疾患リストと，図3-1 (p. 67) の全体的な混濁の列に照らし合わせて，最も強く疑われる疾患は何か考えてみよう。

スリットランプ検査 → 角膜に異常

A4 図3-1 からピックアップすると……

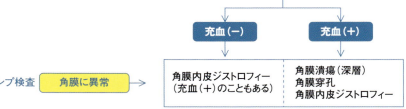

本症例はスリットランプ検査で角膜に潰瘍や穿孔の所見が認められなかったことから，深層性の角膜潰瘍と角膜穿孔は除外できる。したがって，診断は**角膜内皮ジストロフィー**である。

第3章 眼が白い White eyes
Let's challenge! 実際の症例で鑑別してみよう ■ CASE 8

ESSENTIAL

角膜内皮ジストロフィーの診断と治療

■ **角膜内皮ジストロフィーとは**

角膜内皮細胞が変性することによって起こる遺伝性疾患であり，進行性の角膜浮腫が引き起こされる。ボストン・テリア，チワワ，ダックスフンドが好発犬種である。ボストン・テリアは5～9歳，チワワは6～13歳で発症することが多い。初期は充血や角膜への血管新生は伴わず，青白い混濁が始まり，この混濁が数カ月～数年かけて徐々に広がっていく。角膜内皮細胞の変性により角膜内の上皮下に房水が浸入し，水疱が形成され，さらに二次的に上皮びらん，潰瘍，穿孔に至る場合がある。

■ **診断上の注意点**

角膜混濁は，上皮側から始まった障害と内皮側から始まった障害では，濁り方に違いが認められ（下図），予後の判定も異なる。

上皮側から障害が始まった場合の混濁（角膜潰瘍の例）

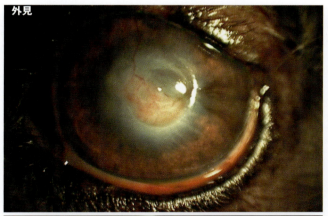
外見

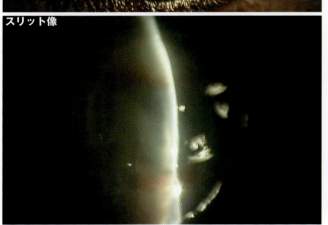
スリット像

混濁は障害部位を中心に強く認められ，角膜は不均等に肥厚し，表面も不整である。

内皮側から障害が始まった場合の混濁

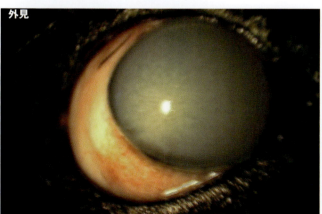
外見

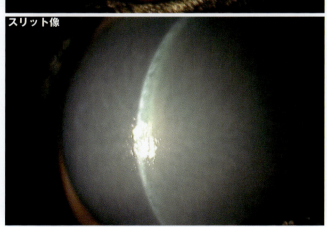
スリット像

混濁は角膜全域に一様に広がり，角膜も均等に肥厚し，表面は滑らかである。

■治療

　角膜内皮細胞の変性による混濁は不可逆的で，治癒が不可能である。治療方法の一つとして角膜移植術が報告されているが，手術手技，設備，術後のコントロールなどが難しいことからあまり現実的な治療方法ではない。そのほかに混濁の緩和を図る方法として高張液の点眼があげられるが，筆者の経験上，点眼薬による痛みの症状を訴えることが多く，あまり勧められない。したがって，角膜内皮ジストロフィーではまず二次的に発生した上皮びらんや潰瘍の治療を行うことが重要である（治療法は CASE 7 に準ずる（p. 72〜73））。

> 広範囲に及び，かつ充血などの炎症を伴う角膜混濁は，視覚喪失につながったり緊急処置が必要な疾患であったりすることが多いため，注意を要する。

（p. 65 よりつづく）

Let's study basics

「前房が白い」場合

STEP 4　濁り方を見極めて鑑別診断リストをつくる

　前房の濁りは，「眼の中が白い」，「眼の中に膿が溜まっている」という主訴で来院することが多いが，「眼を痛がっている」と訴えることもある。前房混濁は，視覚喪失につながる疾患や全身性疾患に起因していることが多いため，早急かつ明確に原因を確定する必要がある。

第3章 眼が白い White eyes
Let's study basics ｜「前房が白い」場合

前房の混濁を証明する所見「前房フレア」

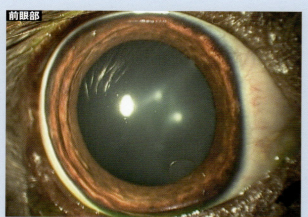

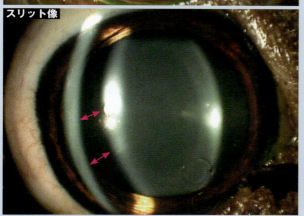

前房とは，角膜と虹彩の間の腔であり，房水（眼房水）で満たされている（図3-11）。角膜と虹彩が接する部分は隅角とよばれ，房水の排出路になっている。房水は毛様体上皮で産生され，前房に流入し，隅角を経て排出される。正常な房水は透明であるが，ぶどう膜炎により房水中のタンパク質濃度が上昇すると，スリットランプ検査で「前房フレア」という所見が観察される（図3-12）。

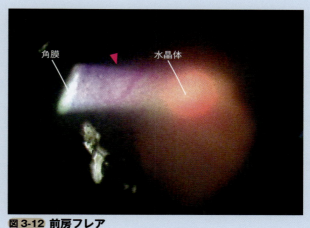

図3-11 正常な犬の前房（散瞳処置後）
房水は透明で虹彩や水晶体を観察することが可能である。前房の幅も均等である（◀▶）。

図3-12 前房フレア
前房内が白くみえる（▶ 正常であれば透明）。スリット光を点状にするとわかりやすい。使用中のプロジェクターや映写機からスクリーンまでの間にみえるほこりの反射に似た現象である（チンダル現象）。

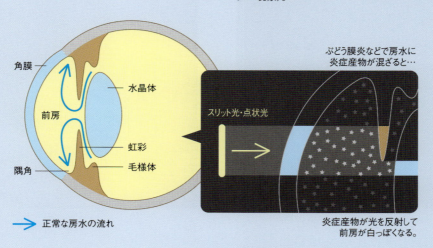

第2部 鑑別診断の手順と実際

79

前房が混濁するワケ

房水は，毛様体の無色素上皮で産生される。無色素上皮は細胞どうしがタイトジャンクションにより結合しており，血液房水関門をつくっている。ここを血漿成分の水，電解質，糖，アミノ酸が透過して房水になるが，タンパク質は通過しない。しかし，ぶどう膜炎などによりこの関門が破綻すると，房水中にタンパク質や血球が漏出し，混濁する。

❶濁り方の質をみる

前房が混濁する疾患は数が限られているが，特徴的な混濁について知っておくと，ある程度原因が推測できる。

POINT 2

前房の濁り方は2種類ある

疾患を絞るために濁り方をみる

前房の混濁のしかたはすべて同じではない。原因によって特徴があり，次の2つに分けられる。

前房全体が一様に混濁
牛乳のように全体が白く濁ってみえる。

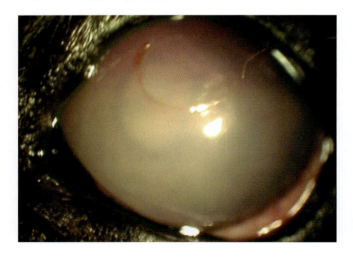

前房の下方に混濁が沈殿
前房の下方に白い塊が沈んでいるようにみえる(→)。

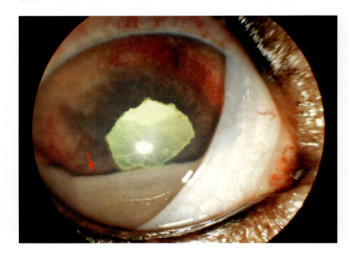

[注意点] 前房の混濁は，白く濁るだけでなく，血液が混ざっていたり(前房出血)，結膜充血や毛様充血などの炎症所見が同時にみられることがほとんどである。また，混濁により視覚の低下や喪失も認められる。

第3章 眼が白い White eyes
Let's study basics | 「前房が白い」場合

POINT 3

濁り方から推測できる疾患とは？

前房の濁り方から混濁の機序を推測しよう

前房の濁り方とその原因（機序）を**表3-8**に示した。前房混濁を引き起こす機序は限られているが，さらにその原因になる疾患は複数ある（**図3-13**を参照）。生命にかかわる疾患の場合もあるため，早急に原因を確定する必要がある。

表3-8 前房の濁り方とその原因

濁り方	状態	原因（機序）
前房全体が白い（牛乳様）	脂質様房水	高脂血症
下方に混濁が沈殿	前房蓄膿	ぶどう膜炎

注意点　前房の混濁は血様の場合もある。前房の混濁以外に，結膜充血や毛様充血など，炎症の所見も同時に認められる。

❷ ひととおりの眼科検査を行って原因疾患を鑑別する

前眼部から眼底までの検査をひととおり行う。前房混濁により観察できない部位があるため，追加検査がいくつか必要になる。検査結果から，原因疾患をある程度推測することができる（**図3-13**）。

(基)
1. 基礎神経学的検査
   - 眼瞼反射
   - 威嚇反射
   - 対光反射
   - 眩目反射
2. 涙液量検査（シルマーティアテスト）
3. 眼圧検査
4. スリットランプ検査
5. 角結膜染色検査
6. 眼底検査

(追)
1. 血液検査
   内分泌異常や代謝異常が原因になることが多いため必須。
2. 細菌培養検査（眼脂・房水）
3. X線・CT・MRI検査
   腫瘍が疑われる場合に行う。
4. 眼球超音波検査
   眼底が透見できないため，網膜剝離や腫瘍などの確認は超音波検査で行う。

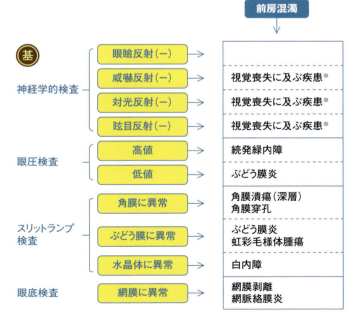

図3-13 前房混濁と関連疾患の検査結果の対応チャート図

※視路に重度の影響を及ぼす疾患。例として重度の広範な角膜障害，白内障，緑内障，網膜疾患，脳神経疾患など。

Let's challenge!

実際の症例で鑑別してみよう

前房が白い症例がやってきた！

　以上の「前房が白い」症例における基本的な鑑別診断の手順をふまえて，実際の症例で診断を進めてみよう．

CASE 9　ミニチュア・シュナウザー，去勢済み雄，9歳3カ月齢．両眼の白内障を主訴に来院．眼が見えなくなっている様子で，ものにぶつかって歩く．精査を希望して来院した．そのほかの症状として，水をよく飲み，尿量も増えているとのこと．

Q1　視診で眼（前房）が白く濁っていたため，この時点でスリットランプ検査を行った．**前房はどのような濁り方をしているだろう？**　視診およびスリットランプ検査の写真とカルテ（**図3-14 ～図3-18**）から判断してみよう．さらに，そのほかに顕著な異常所見があればあげてみよう．

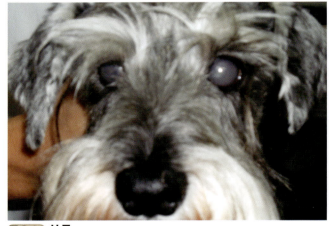

図3-14 外見

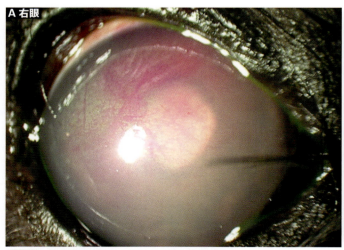
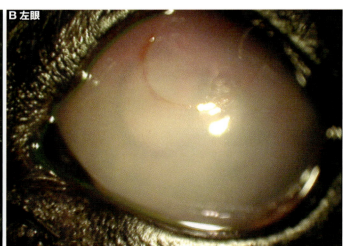

図3-15 前眼部表面（ローズベンガル染色後）

A 右眼　　B 左眼

第3章 眼が白い White eyes
Let's challenge! 実際の症例で鑑別してみよう ■ CASE 9

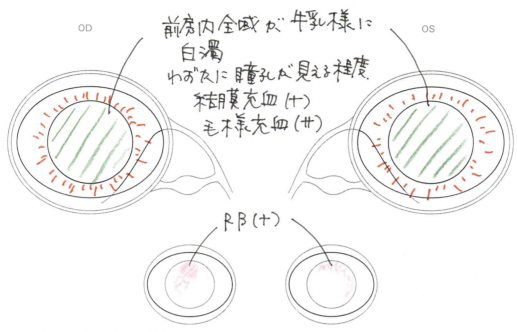

図 3-16 前眼部のカルテ（上が視診，下が染色検査）　OD：右眼，OS：左眼，RB：ローズベンガル染色

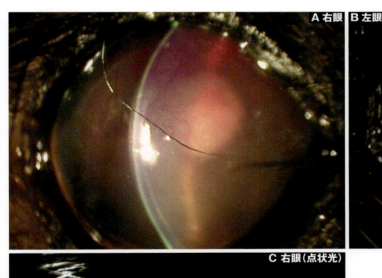

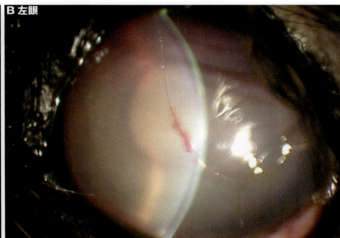

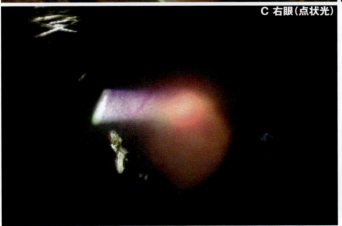

図 3-17 スリット像
両眼ともに前房全体が白く濁っている。右眼に点状光をあてると，角膜から水晶体まで白線状に光の反射がみえた。水晶体は混濁しているようであったが，明瞭には観察できなかった。

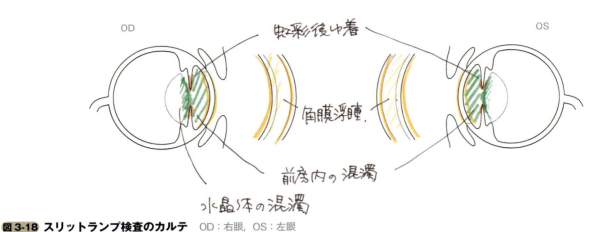

図 3-18 スリットランプ検査のカルテ　OD：右眼，OS：左眼

A1　前房全体が一様に牛乳様に混濁している。その他の異常所見としては多飲多尿に注意したい。

Q2　前房全体が混濁した機序は何だろう？ 表3-8（p.81）から推測してみよう。

A2　前房全体が一様に混濁していることから，高脂血症に起因する脂質様房水が強く疑われる。

Q3　基本の眼科検査をひととおり行った。表3-9にその結果を示す。このなかで，とくに問題にしなければならない所見はどれか，チェック☑を入れてみよう。また，この症例の問題点をピックアップしてみよう。

表3-9 CASE 9 の眼科検査結果

検査項目 基		結果 右眼	左眼
神経学的検査	眼瞼反射	□ ＋	□ ＋
	威嚇反射	□ －	□ －
	対光反射（直接/間接）	□ －/－	□ －/－
	眩目反射	□ －	□ －
涙液量検査（STT）（mm/分）		□ 14	□ 14
眼圧検査		□ かなり軟らかい（触診）	□ かなり軟らかい（触診）
スリットランプ検査（図3-17 図3-18）		□ ・結膜充血・毛様充血 □ ・角膜浮腫 □ ・前房フレア（＋＋＋） □ ・虹彩後癒着※ □ ・水晶体混濁（前房混濁のため明瞭な観察は不可）	□ ・結膜充血・毛様充血 □ ・角膜浮腫 □ ・前房フレア（＋＋＋） □ ・虹彩後癒着※ □ ・水晶体混濁（前房混濁のため明瞭な観察は不可）
角結膜染色検査（F，RB）（図3-16）		□ RB（＋）	□ RB（＋）
眼底検査		□（前房・水晶体の混濁により透見不可）	□（前房・水晶体の混濁により透見不可）

STT：シルマーティアテスト　　F：フルオレセイン染色　　RB：ローズベンガル染色

第3章 眼が白い White eyes
Let's challenge! | 実際の症例で鑑別してみよう ■ CASE 9

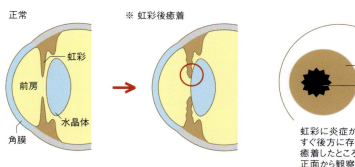

虹彩に炎症が生じると，ところどころですぐ後方に存在する水晶体に癒着する。癒着したところは縮瞳・散瞳が不可能になるため，正面から観察すると，瞳孔縁がぎざぎざにみえる。

A3 答えは**表3-10**のとおり。CASE 9にみられる問題点は，次の4点である。

1. 両眼の威嚇反射・対光反射・眩目反射の消失
2. 眼圧の著しい低下
3. スリットランプ検査での4つの異常所見
   ・角膜浮腫
   ・重度の前房フレア
   ・虹彩後癒着
   ・水晶体の混濁
4. 前房と水晶体の混濁により眼底の透見が不可

表3-10 CASE 9の問題点 赤い文字で示す所見が問題点。

検査項目		結果 右眼	左眼
神経学的検査	眼瞼反射	□ +	□ +
	威嚇反射	☑ −	☑ −
	対光反射（直接/間接）	☑ −/− **1**	☑ −/− **1**
	眩目反射	☑ −	☑ −
涙液量検査（STT）（mm/分）		□ 14	□ 14
眼圧検査		☑ かなり軟らかい（触診） **2**	☑ かなり軟らかい（触診） **2**
スリットランプ検査（図3-17 図3-18）		□・結膜充血・毛様充血 ☑・角膜浮腫 ☑・前房フレア（+++） ☑・虹彩後癒着 ☑・水晶体混濁（前房混濁のため明瞭な観察は不可） **3**	□・結膜充血・毛様充血 ☑・角膜浮腫 ☑・前房フレア（+++） ☑・虹彩後癒着 ☑・水晶体混濁（前房混濁のため明瞭な観察は不可） **3**
角結膜染色検査（F, RB）（図3-16）		□ RB（+）※	□ RB（+）※
眼底検査		☑（前房・水晶体の混濁により透見不可 **4**）	☑（前房・水晶体の混濁により透見不可 **4**）

STT：シルマーティアテスト　　F：フルオレセイン染色　　RB：ローズベンガル染色　　※ローズベンガル染色は，涙液層のムチンが欠損している場合に（+）に染色される。本症例では前房の濁りとの関連性はなさそうである。

Q4 4つの問題点を 図3-13 (p.81) に照らし合わせて、疑われる疾患は何か考えてみよう。

A4 図3-13 からピックアップすると……

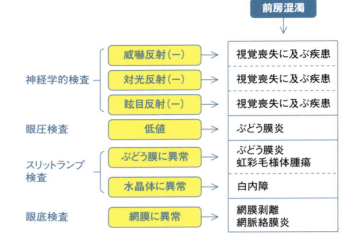

4つの問題点について、ピックアップされた疾患のうちのどれが引き起こしているのかを考えてみると…

1 両眼の威嚇反射・対光反射・眩目反射の消失……………視覚喪失に及ぶ疾患
2 眼圧の著しい低下………………… ぶどう膜炎による毛様体の房水産生減少
3 スリットランプ検査での4つの異常所見
　・角膜浮腫 ………………… ぶどう膜炎による内皮側からの房水の浸入
　・重度の前房フレア ……………… ぶどう膜炎
　・虹彩後癒着 ……………… ぶどう膜炎
　・水晶体の混濁 ……………… 白内障
4 前房と水晶体の混濁により眼底の透見が不可………… 眼底に異常があるとすれば網膜剥離・網脈絡膜炎

Q5 ちょっと待った！ ここで眼底のことを考えてみよう。この症例は神経学的検査でほとんどの反射が消失しているにもかかわらず、眼底検査で網膜や視神経乳頭の状態が確認できていない。**ほかの方法で眼底を確認できないだろうか？**

A5 眼底検査で眼底が観察不可能な場合に、網膜および視神経乳頭の状態を確認するための方法は、次の2つである。

・超音波検査（角膜障害が重度でないとき）
・網膜電図検査（角膜障害・ぶどう膜炎が認められないとき）

CASE 9 では、強い前房フレアが認められ、重度のぶどう膜炎が疑われたことから、**眼球超音波検査**を選択した。その結果は 図3-19、図3-20 に示す。

・水晶体の膨化・高エコー化…**成熟白内障**または**過熟白内障**と推測される
・硝子体の高エコー化…**後眼部の炎症**または**網膜剥離**による硝子体混濁と推測される

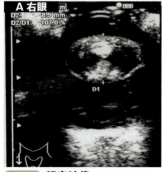 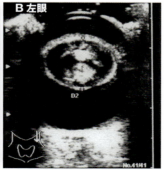

図3-19 超音波像
両眼の水晶体の膨化と高エコー化、硝子体の高エコー化がみられる。

第3章 眼が白い White eyes
Let's challenge! 実際の症例で鑑別してみよう ■ CASE 9

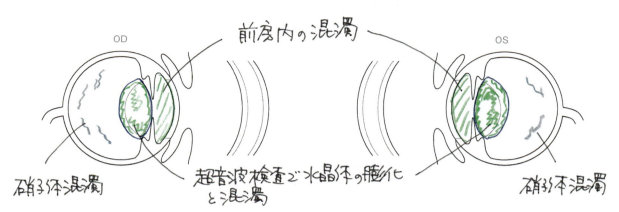

図3-20 眼球超音波検査のカルテ OD：右眼，OS：左眼

Q6 CASE 9では，前房の濁り方（全体・牛乳様）から高脂血症が疑われ，また問診で聴取された多飲多尿も気になる症状である。これらを調べるための追加検査 追 としては，何を行えばよいだろう？

A6 まずは**血液検査**を行い，**代謝系指標を必ず測定する**。この症例の検査結果を以下に記す。

血液検査で認められた異常値
・総コレステロール値（T-Chol）の上昇
・トリグリセリド値（TG）の上昇
・血糖値（Glu）の上昇

以上から，高脂血症と糖尿病の疑いが強まった。本症例はその後の精査により，ミニチュア・シュナウザーに好発する**高脂血症および糖尿病**と診断された。

Q7 治療方針を立てるため，この症例で治療すべき症状についてその原因を一つずつ考察してみよう。
1. 前房混濁の原因は？
2. 水晶体混濁の原因は？
3. ぶどう膜炎の原因は？
4. 反射消失の原因は？

高脂血症では，なぜ房水が牛乳様になるのか？
血液中の過剰な遊離脂肪やリポタンパク質が血液房水関門を破綻させ，前房内に流出するため。

A7
1. 前房混濁
   → 高脂血症を原因とする脂質様房水
2. 水晶体混濁
   → **糖尿病を原因とする白内障（糖尿病性白内障）**
3. ぶどう膜炎
   → **高脂血症と白内障を原因とする（水晶体起因性ぶどう膜炎）**

4. 反射消失
→ **ぶどう膜炎を原因とする網膜変性**や**網膜剥離**が起こっていると考えられる
→ 対光反射の消失は，ぶどう膜炎を原因とする虹彩後癒着に起因するとも考えられる（虹彩と水晶体の癒着により瞳孔が開閉できなくなる）

> いくつかの疾患が関連して生じた眼症状は，その原因を一つずつに分けて絞っていくと，何が原因で眼に異常が起きているのかが診断できる。

CASE **9** の眼症状の主な原因は，高脂血症と糖尿病である。したがって，その治療を主体的に行えば脂質様房水などの眼症状は改善すると考えられる。獣医内科学書を参考に薬物治療や食事療法を行い，眼の局所治療としては非ステロイド性抗炎症薬（NSAIDs）と抗菌薬の点眼によるぶどう膜炎治療を行うことにした。

ESSENTIAL

前 房 混 濁 の 診 断 と 治 療

■原因（機序）の鑑別のポイント

混濁のしかたを観察し，その原因と機序（**表3-11**）を見誤らないようにすることが，鑑別診断の最初の重要なポイントである。

表3-11 前房混濁の機序の鑑別

	前房全体が一様に混濁	前房の下方に混濁が沈殿
混濁のしかた	・牛乳のように全体が白く濁ってみえる	・前房の下方に白い塊が沈んでいるようにみえる
原因	・高脂血症	・角膜潰瘍，角膜穿孔などの重度の角膜障害，免疫介在性ぶどう膜炎，リンパ腫などでよくみられる ・猫では，感染症を原因とするぶどう膜炎の症状としてみられることが多い
機序	・血液房水関門が破綻し，血中の遊離脂肪やリポタンパク質が房水に混入する	・虹彩・毛様体の炎症などで血管外に遊走した白血球や，破綻した血液房水関門を通り抜けた血球・血液成分が房水に流れ出て沈殿する

第3章 眼が白い White eyes
Let's challenge! 実際の症例で鑑別してみよう ■ CASE 9

■治療

前房混濁の原因が代謝性疾患，内分泌疾患，感染症，腫瘍性疾患（リンパ腫など）など，全身性疾患である場合はその疾患の治療を行う。眼局所の治療として，抗菌薬や抗炎症薬（非ステロイド性抗炎症薬）などの点眼を行う。

CASE 9の治療経過

高脂血症と糖尿病の治療を開始したところ，前房内の混濁がかなり軽減され，瞳孔や水晶体が観察可能になった（図3-21，図3-22）。しかし，白内障による視覚障害に加えて，治療前のぶどう膜炎が重度であったため網膜に障害が及んだとみられ，威嚇反射，対光反射，眩目反射は回復しなかった。

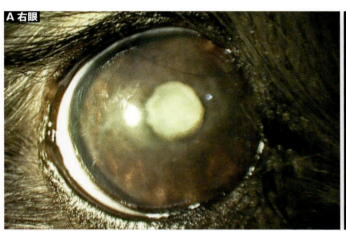
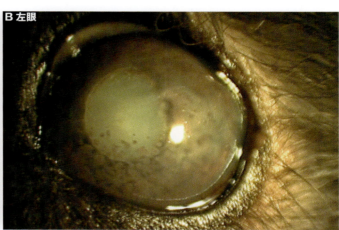

図3-21 治療開始から2週間後の前眼部表面
両眼ともに，治療前の図3-15と比較すると前房が透明になり，瞳孔が観察可能になった。左眼は，角膜内皮への色素の付着（ぶどう膜炎の痕跡とみられる）が認められる。

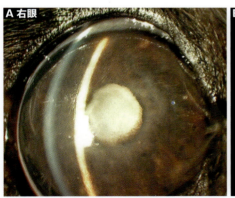
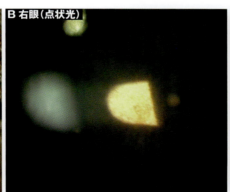
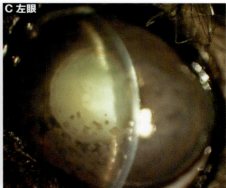

図3-22 治療開始から2週間後のスリット像
両眼ともに前房混濁，前房フレア，角膜浮腫が軽減した。

> 前房混濁は眼局所の疾患でもみられるが，ほとんどの場合，全身性疾患から二次的に発生していることが多い。眼科検査だけではなく，必ず全身のスクリーニング検査を行う。全身性疾患がある場合は，それを治療することで眼症状も治まっていく。

(p.65よりつづく)

Let's study basics

「水晶体が白い」場合

水晶体が白く混濁する疾患は，**白内障**である(図3-23)。白内障は犬ではよくみられるが，猫ではまれである。

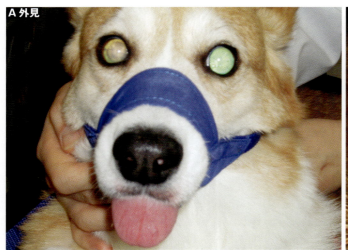

図3-23 白内障の外見
右眼の水晶体が白く混濁している。

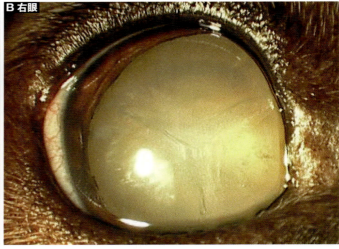

視診およびスリットランプ検査で水晶体の一部または全体の混濁が確認されたら，**白内障**と診断を下す。

STEP 4 白内障の発生原因・段階・続発症をチェックする

❶発生原因と進行度を見極める

白内障では，水晶体が混濁するだけでなく，犬種，発症年齢，進行の段階，併発疾患によってさまざまな続発症が発生しうる。したがって，進行度や続発症の有無などを診断することが重要である。

POINT 2

年齢をもとに原因を推測する

発症年齢から原因と続発症を推測する

白内障の発生機序は先天性，後天性，加齢性などさまざまであるが，年齢からおおよその機序が推測できる(表3-12)。併発疾患や続発症も機序により特徴がみられるため，発症年齢を確認することは重要である。

第3章 眼が白い White eyes
Let's study basics | 「水晶体が白い」場合

表3-12 白内障の発症年齢による分類

分類	発症年齢	発生原因	併発疾患・続発症
先天白内障	1歳以下	先天性素因により水晶体が生来混濁している	・ほかの先天奇形（小水晶体，瞳孔膜遺残，小乳頭）を伴うことが多い
若年白内障	1～6歳	外傷性や遺伝性であるほか，全身性疾患（糖尿病，代謝性疾患など）に伴い二次性に発生する	・進行が速く，水晶体起因性ぶどう膜炎が続発しやすい ・ぶどう膜炎からさらに続発緑内障，網膜剥離が発生しうる
加齢白内障	6歳以上	加齢に伴う水晶体変性，代謝性疾患，外傷，炎症（眼，全身）により発生する	・水晶体起因性ぶどう膜炎（さらに続発緑内障，網膜剥離）が続発しうる ・代謝性疾患の場合は両眼同時のことが多い ・外傷性の場合は角膜障害，ぶどう膜炎，水晶体亜脱臼，網膜剥離を伴うことがある ・炎症性の場合はぶどう膜炎や続発緑内障を伴うことがある

POINT 3
> 水晶体の濁り方で進行度をみる

進行度はスリットランプ検査や超音波検査で判定する

　白内障を診断し，進行度（次ページの**表3-13**）を確認するには，スリットランプを使用する。ただし，スリットランプ検査で水晶体全体を観察するためには，散瞳処置が必要である。散瞳処置を行うには眼圧が正常であることと，前房フレアをチェックしてぶどう膜炎がないことを確認する必要がある。

　スリットランプ検査では進行度が判断しにくく，悩む場合には，超音波検査で水晶体の大きさ，厚さ，前房の幅を評価するとわかりやすい（**図3-24**）。

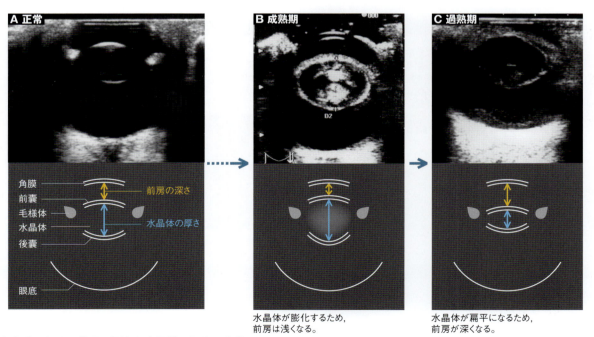

図3-24 白内障における前房の深さと水晶体の厚さの変化

表 3-13 白内障の進行度分類

進行度	混濁の範囲・前眼部のスリット像	タペタム反射	視覚
初発白内障	・水晶体のごく一部が混濁しはじめた状態 ・スリットランプ検査で水晶体の後嚢・後極に混濁を認める	あり	あり
未熟白内障	・水晶体の 10〜15% 以内の混濁（水晶体皮質や縫線（Y 字部分）が混濁する） ・正常な領域と混濁した領域が存在する ・水晶体の膨化が始まる ・スリットランプ検査で水晶体の後嚢および後皮質の一部に広範囲の混濁を認める	あり	あり
成熟白内障	・水晶体全体が混濁し，膨化している ・光が透過しないため，スリットランプ検査で水晶体の断面構造が確認できない	なし	なし
過熟白内障	・水晶体の核と皮質が融解し，透明度がやや回復する ・水晶体全体が縮小する ・融解した部分は黒く抜けて透明度が回復し，水晶体の厚さも元に戻る ・未熟白内障との区別は，スリットランプ検査で水晶体の大きさ，透明度，前房の深さを経時的に観察することにより行う	あり／なし	あり／なし

第3章 眼が白い White eyes
Let's study basics | 「水晶体が白い」場合

❷ ひととおりの眼科検査を行って併発疾患や続発症を
チェックする

　白内障では，水晶体の濁りを評価するだけでなく，原因，続発症，併発疾患の有無も必ず確認することが重要である（図3-25）。前眼部から眼底までの検査をひととおり行うが，水晶体が混濁していて後眼部などが観察できない場合は，追加検査がいくつか必要になる。

1. 基礎神経学的検査
   - 眼瞼反射
   - 威嚇反射
   - 対光反射
   - 眩目反射
2. 涙液量検査（シルマーティアテスト）
3. 眼圧検査
4. スリットランプ検査
5. 角結膜染色検査
6. 眼底検査

1. 血液検査
2. 眼球超音波検査

1. 網膜電図検査

> 白内障は水晶体が混濁する疾患であるが，その他の併発疾患を伴うことも多い。また，ほかの疾患から続発症として発生する場合もある。

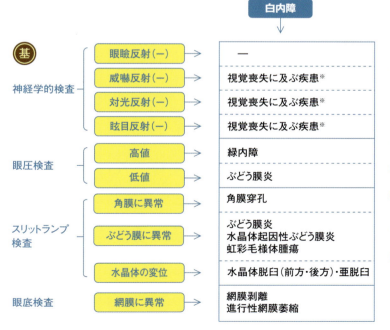

 血液検査　糖尿病性白内障の場合があるため，高齢の動物では必ず行う。

眼球超音波検査　水晶体の大きさ，水晶体脱臼，網膜剥離などを確認する。

 網膜電図検査　進行すると眼底が透見不可能になり，白内障手術の適応（視神経障害がなく視覚が残っていれば適応）が判定できないため，実施する。また，進行性網膜萎縮症などの遺伝性疾患が原因になっている白内障（手術不適応）かどうかを評価するために必要である。

※視路に重度の影響を及ぼす疾患。対光反射と眩目反射は，白内障では消失しないことがあるため，消失していたらほかの疾患の併発を考える必要がある。

図3-25 白内障と併発疾患・続発症の検査結果の対応チャート図

Let's challenge!
実際の症例で鑑別してみよう

>水晶体が白い症例がやってきた！

以上の「水晶体が白い」症例における基本的な鑑別診断の手順をふまえて，実際の症例で診断を進めてみよう．

CASE 10 アメリカン・コッカー・スパニエル，避妊済み雌，1歳2カ月齢．急に右眼が白くなり，しょぼしょぼさせているとの主訴で来院した．

Q1 視診から疑われる病名は何だろう？ 写真とカルテ（図3-26，図3-27）から考えてみよう．さらに，そのほかに顕著な異常所見があればあげてみよう．

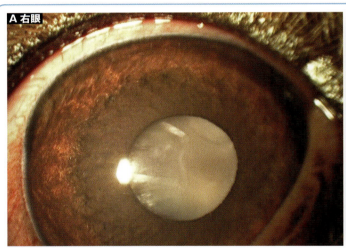
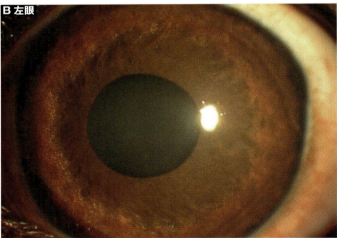

図3-26 前眼部

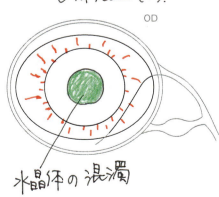
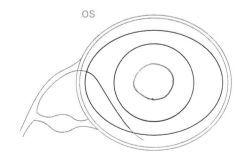

図3-27 前眼部の視診のカルテ　OD：右眼，OS：左眼

第3章 眼が白い White eyes
Let's challenge! | 実際の症例で鑑別してみよう ■ CASE 10

A1 右眼は水晶体の混濁がみられることから，**白内障**が疑われる。その他の異常所見として，右眼に結膜充血，毛様充血，さらに痛みを表す症状である眼瞼痙攣がみられることにも注意したい。

Q2 白内障の分類・進行度を評価するため，スリットランプ検査を行った（図3-28，図3-29）。発症年齢による分類名と進行度を判定してみよう。

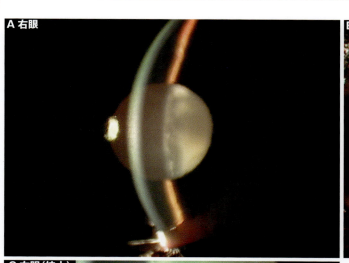
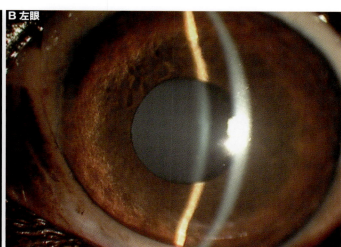
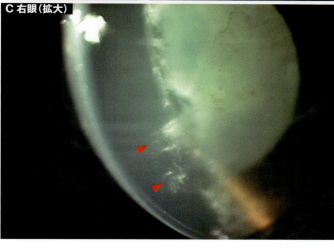

図3-28 スリット像
A：右眼は水晶体と前房の混濁を認める。
B：左眼は水晶体や前房の混濁を含め異常は認められない。
C：前房を拡大してみると，重度の前房フレアが認められ，水晶体皮質が融解し前房に漏出していた（▶）。

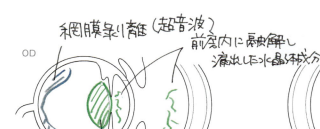
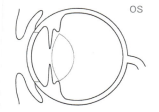

図3-29 スリットランプ検査のカルテ OD：右眼，OS：左眼

A2 年齢が1歳2カ月齢であることから，発症年齢分類は**若年白内障**である。水晶体全体が混濁したのち一部で融解が始まったとみられることから，右眼は**過熟白内障**である。左眼には異常は認められない。

Q3 併発疾患や続発症について調べるため，基本の眼科検査をひととおり行った。表3-14と図3-30にその結果を示す。このなかで，とくに問題にしなければならない所見はどれか，チェック☑を入れてみよう。また，この症例の問題点をピックアップしてみよう。

表3-14 CASE 10 の眼科検査結果

検査項目 基		結果 右眼	結果 左眼
神経学的検査	眼瞼反射	☐ +	☐ +
	威嚇反射	☐ −	☐ +
	対光反射（直接/間接）	☐ 弱+/+	☐ +/弱+
	眩目反射	☐ −	☐ +
涙液量検査（STT）（mm/分）		☐ 18	☐ 20
眼圧検査（mmHg）		☐ 14	☐ 16
スリットランプ検査（図3-28 図3-29）		☐・結膜充血・毛様充血 ☐・前房フレア（+++） ☐・水晶体の核・皮質の混濁，一部で融解	☐ 異常なし
眼底検査（図3-30）		☐（水晶体の混濁により透見不可）	☐ 異常なし

STT：シルマーティアテスト

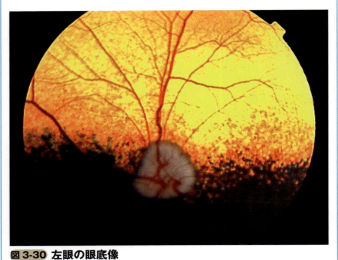

図3-30 左眼の眼底像
眼底血管，タペタム反射，視神経乳頭などに異常は認められない。

A3 答えは表3-15のとおり。CASE 10にみられる問題点は，次の3点である。

1 右眼の神経反射の消失・低下
　・威嚇反射（−），対光反射（弱+），眩目反射（−）
2 右眼の結膜充血と毛様充血
3 右眼のスリットランプ検査での次の所見
　・水晶体混濁および融解（眼底透見不可）
　・重度の前房フレア

第3章 眼が白い White eyes
Let's challenge! | 実際の症例で鑑別してみよう ■ CASE 10

表3-15 CASE 10 の問題点 赤い文字で示す所見が問題点。

検査項目		結果 右眼	左眼
神経学的検査	眼瞼反射	□ +	□ +
	威嚇反射	☑ −	□ +
	対光反射（直接/間接）	☑ 弱+/+ **1**	☑ +/弱+ **1**
	眩目反射	☑ −	□ +
涙液量検査（STT）（mm/分）		□ 18	□ 20
眼圧検査（mmHg）		□ 14	□ 16
スリットランプ検査（図3-28 図3-29）		☑ ・結膜充血・毛様充血 **2** ☑ ・前房フレア（+++） ☑ ・水晶体の核・皮質の混濁，一部で融解 **3**	□ 異常なし
眼底検査（図3-30）		☑ （水晶体の混濁により透見不可）	□ 異常なし

STT：シルマーティアテスト

Q4 3つの問題点を図3-25（p.93）に照らし合わせて，原因や，併発または続発が疑われる眼疾患があるかどうか考えてみよう。

A4 図3-25からピックアップすると，右図のようになる。

併発疾患または続発症として，次の5つが考えられる。

- 視覚喪失に及ぶ疾患
- 水晶体起因性ぶどう膜炎
- 虹彩毛様体腫瘍
- 網膜剥離
- 進行性網膜萎縮症

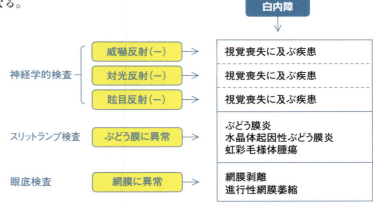

Q5 上記の疾患を確認するには後眼部の状態を知る必要がある。また，この症例は若年白内障で進行が速いことが疑われるが，眼底検査で視神経乳頭や網膜が観察できない。後眼部や眼底を調べるために**ほかに行うべき検査は何だろうか？**

A5 **眼球超音波検査**を行うべきである。さらに，**網膜電図検査**で網膜の機能をチェックする。

Q6 この症例では，追加検査（追）として眼球超音波検査で後眼部の形態を観察するとともに（図3-31），特殊検査（特）として網膜電図検査で網膜の電気生理学的評価を行った（図3-32）。この検査結果から，最終的な診断と，併発疾患・続発症は？

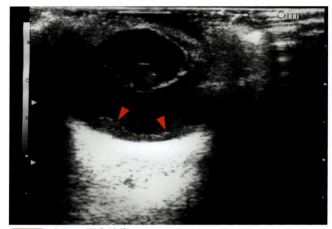

図3-31 右眼の超音波像
網膜剥離が観察された（▶）。

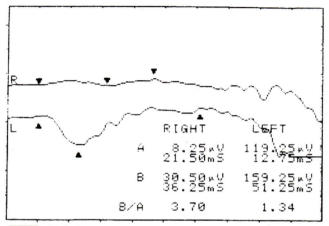

図3-32 網膜電図
上の線が右眼，下の線が左眼。右眼に網膜電位変化の著しい微弱化が認められた。左眼は電位変化が認められるため正常と判断できる。

A6 右眼の若年白内障（過熟期），および白内障から続発した水晶体起因性ぶどう膜炎，網膜剥離である。若年白内障のため進行が速く，ぶどう膜炎により右眼に疼痛（眼瞼痙攣）が生じたと考えられる。

ESSENTIAL

若年白内障（過熟期）と水晶体起因性ぶどう膜炎の治療

■**水晶体起因性ぶどう膜炎の治療**

水晶体起因性ぶどう膜炎の治療は，ぶどう膜炎の治療と同様であり，抗炎症治療を行う。ぶどう膜炎の重症度により，点眼のみか，または点眼と全身投与を並行する（表3-16）。

表3-16 ぶどう膜炎の重症度別治療

重症度	薬物	投与経路・頻度
軽度（前房フレア＋）	副腎皮質ステロイド薬 または 非ステロイド性抗炎症薬	点眼・1日4〜6回
重度（前房フレア＋＋以上）	副腎皮質ステロイド薬 または 非ステロイド性抗炎症薬	点眼・1日6回 全身投与

第3章 眼が白い White eyes
Let's challenge! 実際の症例で鑑別してみよう ■ CASE 10

> **注意点**
> 1. 副腎皮質ステロイド点眼薬を使用する場合は，フルオレセイン染色を行い，染色されない（角膜上皮欠損がない）ことを確認する．
> 2. 副腎皮質ステロイド薬や非ステロイド性抗炎症薬（NSAIDs）を全身投与する場合には，血液検査を行い，腎機能と肝機能の評価を必ず行う．
> 3. 副腎皮質ステロイド点眼薬を使用する場合は，感染予防のため抗菌点眼薬を併用したほうがよい．

■ **白内障の治療**

白内障の治療は外科手術により行う（p. 103～104を参照）．

CASE 11　ラブラドール・レトリーバー，去勢済み雄，6歳3カ月齢．両眼が白くなり，見えなくなったようなので，白内障の手術をして見えるようにしてほしいとの主訴で来院した．

Q1　視診から疑われる病名は何だろう？　写真とカルテ（図3-33～図3-35）から考えてみよう．さらに，そのほかに顕著な異常所見があればあげてみよう．

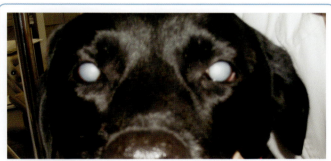

図 3-33 外見

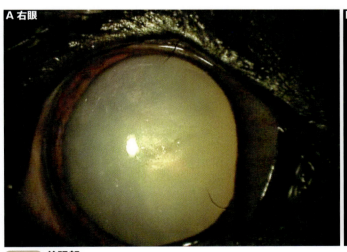
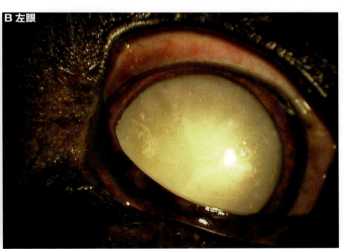

図 3-34 前眼部
両眼の水晶体全体が混濁している．眼底からのタペタム反射も認められなかった．

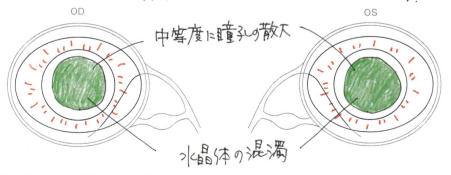

図 3-35 前眼部の視診のカルテ　OD：右眼，OS：左眼

A1　水晶体の混濁がみられることから，両眼の**白内障**である。その他の異常所見として，両眼性で，視覚がないとの主訴にも注意したい。

Q2　白内障の分類・進行度を評価するため，スリットランプ検査を行った（図3-36，図3-37）。発症年齢による分類名と進行度を判定してみよう。

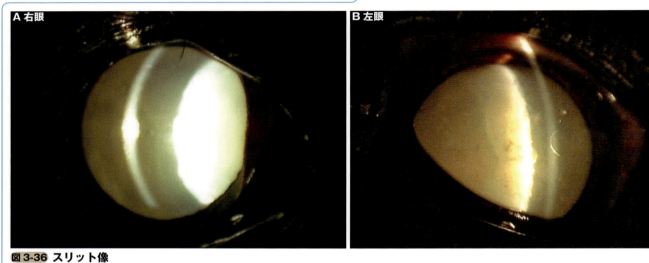

図 3-36　スリット像
両眼ともに水晶体全体が混濁しており，スリットランプ検査で水晶体の断面構造が観察できない。また，前囊が軽度に不整であり，前房が浅くなっている。

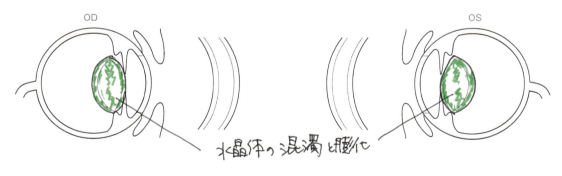

図 3-37　スリットランプ検査のカルテ　OD：右眼，OS：左眼

A2　年齢が6歳3カ月齢であることから，発症年齢分類は**加齢白内障**である。前囊が不整であることから，水晶体全体が混濁したのち一部で皮質の融解が始まっていると考えられ，両眼とも**過熟白内障**とみられる。

第3章 眼 が 白 い *White eyes* Let's challenge! | 実際の症例で鑑別してみよう ■ CASE 11

Q3 併発疾患や続発症について調べるため，基本の眼科検査をひととおり行った。**表3-17**にその結果を示す。このなかで，**とくに問題にしなければならない所見はどれか，チェック☑を入れてみよう**。また，この症例の問題点をピックアップしてみよう。

表3-17 CASE 11の眼科検査結果

検査項目（基）		結果	
		右眼	左眼
神経学的検査	眼瞼反射	☐ ＋	☐ ＋
	威嚇反射	☐ －	☐ －
	対光反射（直接/間接）	☐ ＋/＋（両方ともかなり弱い）	☐ ＋/＋（両方ともかなり弱い）
	眩目反射	☐ －	☐ －
涙液量検査(STT)（mm/分）		☐ 26	☐ 29
眼圧検査(mmHg)		☐ 8	☐ 8
スリットランプ検査（**図3-36 図3-37**）		☐ ・結膜充血 ☐ ・水晶体の核・皮質の混濁 ☐ ・水晶体の膨化と融解	☐ ・結膜充血 ☐ ・水晶体の核・皮質の混濁 ☐ ・水晶体の膨化と融解
眼底検査		☐ （水晶体の混濁により透見不可）	☐ （水晶体の混濁により透見不可）

STT：シルマーティアテスト

A3 答えは**表3-18**のとおり。CASE 11にみられる問題点は，次の2点である。

1 両眼の神経反射の消失・低下
・威嚇反射（－），対光反射（かなり弱＋），眩目反射（－）

2 両眼の水晶体の混濁・膨化・前皮質の融解

表3-18 CASE 11の問題点 赤い文字で示す所見が問題点。

検査項目		結果	
		右眼	左眼
神経学的検査	眼瞼反射	☐ ＋	☐ ＋
	威嚇反射	☑ －	☑ －
	対光反射（直接/間接）	☑ ＋/＋（両方ともかなり弱い）**1**	☑ ＋/＋（両方ともかなり弱い）**1**
	眩目反射	☑ －	☑ －
涙液量検査(STT)（mm/分）		☐ 26	☐ 29
眼圧検査(mmHg)		☐ 8	☐ 8
スリットランプ検査（**図3-36 図3-37**）		☐ ・結膜充血 ☑ ・水晶体の核・皮質の混濁 ☑ ・水晶体の膨化と融解 **2**	☐ ・結膜充血 ☑ ・水晶体の核・皮質の混濁 ☑ ・水晶体の膨化と融解 **2**
眼底検査		☑ （水晶体の混濁により透見不可）	☑ （水晶体の混濁により透見不可）

STT：シルマーティアテスト

Q4 2つの問題点を図3-25(p.93)に照らし合わせて，原因や，併発または続発が疑われる眼疾患があるかどうか考えてみよう。

A4 図3-25からピックアップすると……

```
                                  ┌─白内障─┐
                 ┌─威嚇反射(-)─→ 視覚喪失に及ぶ疾患
 神経学的検査 ──┼─対光反射(-)─→ 視覚喪失に及ぶ疾患
                 └─眩目反射(-)─→ 視覚喪失に及ぶ疾患
 眼底検査 ──────網膜に異常  ──→ 網膜剥離
                                   進行性網膜萎縮
```

原因または併発疾患，続発症として，次の3つが考えられる。

・視覚喪失に及ぶ疾患
・網膜剥離
・進行性網膜萎縮症

また，この症例は両眼性に発生し加齢白内障であることから，**全身性疾患**が関与していることも否定できない。

Q5 上記の疾患を確認するには後眼部の状態を知る必要があるが，眼底検査で観察できていない。また，全身性疾患も調べるべきである。**ほかに行うべき検査は何だろうか？**

A5 **血液検査**で全身をスクリーニングし，かつ**眼球超音波検査と網膜電図検査**で網膜の機能をチェックすべきである。

Q6 この症例では，追加検査 追 として眼球超音波検査で後眼部の形態を観察するとともに(図3-38)，特殊検査 特 として網膜電図検査で網膜の電気生理学的評価を行った(図3-39)。なお，血液検査では糖尿病など白内障の原因となる代謝異常を含め，異常が認められなかった。この検査結果から，**最終的な診断と，併発疾患・続発症は？**

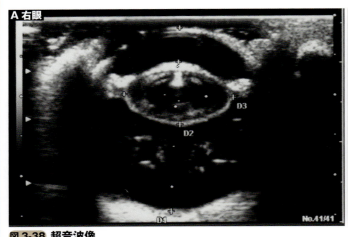
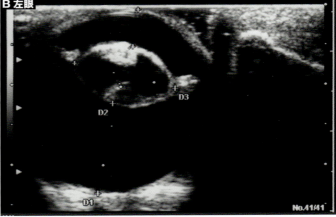

図3-38 超音波像
A：右眼は水晶体の高エコー化および拡大，硝子体の高エコー化(硝子体混濁)が認められる。

B：左眼も水晶体の高エコー化および拡大が認められる。写真は水晶体脱臼のようにみえるが，毛様体との位置関係から脱臼ではないとわかる(水晶体に対して斜めの方向からプローブがあてられているのみ)。

第3章 眼が白い White eyes
Let's challenge! 実際の症例で鑑別してみよう ■ CASE 11

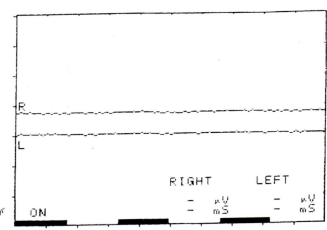

図 3-39 網膜電図
上の線が右眼，下の線が左眼。両眼ともに電位が完全に消失している(non-recordable ERG)。

A6 網膜剥離などの視覚を喪失する疾患が認められないにもかかわらず，網膜の電位が消失していることから，**進行性網膜萎縮症**と診断できる。両眼の**白内障（過熟期）は，進行性網膜萎縮症による二次性**のものと判断できる。飼い主に話をよくきいてみたところ，眼が白くなる前から散歩時に側溝に転落したり，ものにぶつかることがあったという。飼い主はこれを犬の性格だと思っていた。

> 白内障による視覚喪失の場合には，対光反射と眩目反射は正常（＋）で，網膜電図検査でも電位が消失しない。

ESSENTIAL

進行性網膜萎縮症・白内障の診断と治療

■なぜ進行性網膜萎縮症から白内障になるのか

進行性網膜萎縮症は，遺伝性に進行性の網膜変性を起こす疾患であり，多くの犬種において発生が報告されている。進行すると網膜から過酸化酵素が分泌され，それが水晶体の混濁を引き起こすとされている。進行性網膜萎縮症は，最終的には視覚喪失に至る。治療については p.141 を参照のこと。

■白内障の続発症

白内障はただ水晶体が白く濁るだけの疾患ではない。さまざまな続発症を引き起こすこともある。続発症により視覚喪失に至る例もあるため，飼い主が手術を希望しない場合でも定期検診および経過観察を行うことが重要である。

白内障でよくみられる続発症

① **水晶体起因性ぶどう膜炎**
   過熟白内障で融解した水晶体物質が水晶体囊外に流出し，それに対して抗原抗体反応が起こり，ぶどう膜炎が発生する

② **続発緑内障**
   水晶体の膨化，脱臼，水晶体起因性ぶどう膜炎などにより，隅角の閉塞が起こる

③ **網膜剥離**
   ぶどう膜炎が網膜・脈絡膜に波及し，網膜剥離が起こるなど

■白内障の治療と専門医に紹介するまで

白内障の治療方法は，外科手術である。しかし，一次診療

で白内障手術を行うことは難しく，眼科専門診療施設で行うべきである。ここでは，白内障手術の概要と，白内障の症例を眼科専門診療施設に紹介するまでに一次診療施設で行っておくべきことを述べる。

白内障手術とは

白内障手術は，白く混濁した水晶体の核・皮質を超音波で乳化吸引し，人工レンズに置き換える手術である（図3-40）。混濁した水晶体を人工レンズに置き換えることで視覚の回復が望める。白内障手術は眼内手術であるため，専門のトレーニングおよび十分な知識，また特殊かつ高価な手術器具が必要である。

白内障症例が来院したら
①犬種・年齢・白内障の進行段階を確認する

若年白内障は好発犬種が多数報告されており，また経過観察の期間をおくことで合併症が発生し，視覚回復が望めない状態になる場合がある。好発犬種かどうかを必ず確認し，進行段階を確認してから眼科専門医に紹介すべきである。若年白内障は救急疾患に分類される場合もある。

高齢の場合には，背景に糖尿病を含め全身性疾患がないかどうかを確認する。眼科専門診療施設を受診する前に，内科的治療が必要な場合もある。

②紹介するまでに行うべき治療

水晶体起因性ぶどう膜炎と眼圧について確認しておく。水晶体起因性ぶどう膜炎は視覚喪失につながるおそれがあるため，受診するまでに治療を行う（p. 98〜99を参照）。眼圧は，白内障の進行に伴う水晶体の膨化と水晶体起因性ぶどう膜炎による続発緑内障を確認するために測定する。眼圧上昇が認められる場合は，降下させるための治療を行う（p. 127を参照）。

③飼い主に話すべきこと

犬の白内障手術は，ヒトと異なり日帰り手術ではないことを伝えるべきである。多くの飼い主は，ヒトと同じく簡単で日帰りできる手術だと思っている。犬では次の5点を理解してもらえるように説明する。

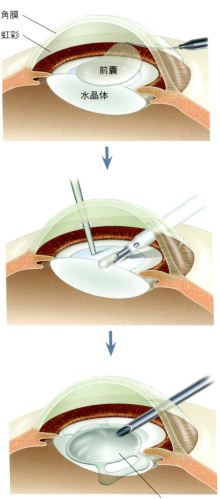

図3-40 白内障手術の概要
結膜を数mm切開し，超音波で水晶体の核と皮質を砕いて吸引し，後嚢のみを残す。眼内レンズを挿入し，後嚢を足場にして固定する。

- 入院が必要（症状や施設によって異なるが5〜7日）
- 長期間のエリザベスカラーの装着が必要（2週間以上）
- 攻撃行動がみられたり落ち着きのない症例は，術前・術後管理で問題が生じるため手術の実施は困難（点眼できないなど）
- 術後合併症により視覚喪失する場合がある（ぶどう膜炎，緑内障など，詳細は紹介先でも説明がある）
- 飼い主が自宅で術後管理を行うことが必要（1日約4回の点眼，投薬など）

第3章 眼が白い White eyes
Let's challenge! 実際の症例で鑑別してみよう ■ CASE 11

進行性網膜萎縮症による白内障

ミニチュア・ダックスフンド，避妊済み雌，7歳。両眼の白濁と視覚喪失を主訴に来院し，眼科検査を行った（図3-41～図3-43）。本症例は両眼に水晶体混濁が認められたが，左眼は水晶体後方脱臼を起こしていたため，眼底を透見することができた。図3-42のように網膜血管が完全に消失するのが，進行性網膜萎縮症の末期の特徴的な眼底像である。この症例の白内障も，CASE 11と同様に進行性網膜萎縮症による二次性のものである。

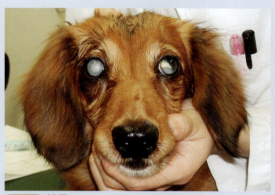

図3-41 外見

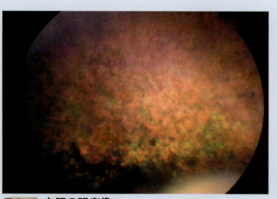

図3-42 左眼の眼底像
網膜血管が完全に消失している。

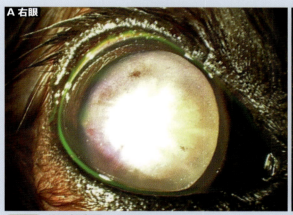

図3-43 前眼部表面
A：右眼は水晶体全体が白濁しており，過熟白内障と判断された。 B：左眼は水晶体全体が白濁し，後方脱臼している。

Conclusion
おわりに

「眼が白い（濁っている）」も，「眼が赤い」と同様に，眼のどの部分に濁りがあるのか，濁り方の特徴などをよく観察する必要がある。眼の濁りは多くの場合が全身性疾患に伴う続発症であるため，基本の眼科検査はもちろん，追加検査，特殊検査などを含めて評価しながら診断を進めることが重要である。

第4章 眼が痛そう
Painful eyes

Let's study basics

「眼が痛そう」とは？

「眼が痛い」とき，動物は「眼をしょぼしょぼさせる」，「涙が多く出ている」，「眼が赤い」などの症状を表す。痛みが重度の場合は，「眼を開けない」，「顔を触ると嫌がる・怒る」などの行動がみられる。ヒトの場合は，「眼がごろごろする」，「眼が痛くて頭も痛い」などのように自ら言葉で伝えることができるため，その自覚症状から眼の痛い部位を推測し，疾患をある程度特定することが可能である。しかし，動物の場合は眼球のどの部位が痛くても，現れる症状がほぼ同じである。ここでは，「眼が痛い」症例における疾患の鑑別および診断のポイントや注意点などを解説する。

POINT 1
この症状がみられたら痛みがあるとわかる

眼が痛いときの3つの症状

「充血」，「流涙」，「眼瞼痙攣」の3つの症状がみられることが特徴である。

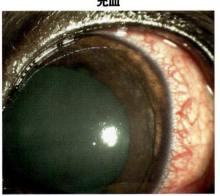
充血

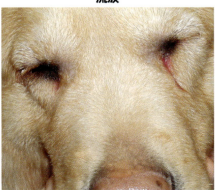
流涙

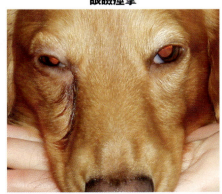
眼瞼痙攣
（眼をしょぼしょぼさせる）

第4章 眼が痛そう *Painful eyes*
Let's study basics ｜「眼が痛そう」とは？

眼の痛みはどこに生じる？

眼および眼周囲の痛覚は，すべて三叉神経に支配されている。三叉神経は3つに枝分かれするが，そのうち眼神経枝が眼球に分布する。眼神経枝は強膜を貫いて強膜と脈絡膜の間を進み，虹彩と毛様体に分布する神経と，角膜輪部に神経叢を形成し角膜全体に分布する神経に分かれる。したがって，眼の痛みは虹彩，毛様体（前部ぶどう膜），角膜，および眼球周囲組織より生じる。

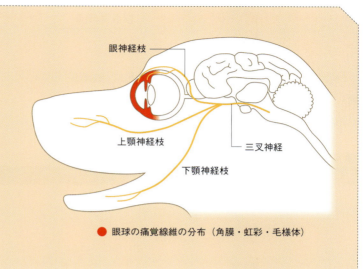

● 眼球の痛覚線維の分布（角膜・虹彩・毛様体）

眼が痛そうな症例がきました。さあ，どうする？
（最初に確認することは？）

STEP 1　動物種・年齢・性別を確認する

痛みを伴う疾患の一つに緑内障がある。緑内障は犬種特異的要素が強い疾患（原発緑内障など）であることから，痛みがみられる症例では最初に動物種や年齢を確認する。

STEP 2　問診で確認すること

❶「痛みの症状がみられたのはいつからですか？」

痛みの症状が急性に現れたのか，現れてからすでに時間が経過しているのかを確認する。痛みを伴う疾患は，**処置が遅れることで視覚喪失に至る**場合がある。問診の最初に，期間を必ず確認する。

❷「痛みの症状は片眼だけですか？　両眼ですか？」

病変が片眼のみの場合でも，重度であれば両眼の眼瞼痙攣のようにみえる場合もある。また，眼局所の疾患か全身性疾患の可能性があるのかを推測するため，確認が必要である。

❸「眼を痛そうにしていること以外に何か症状はありますか？」

・眼の症状…眼球が大きい，突出している，出血しているなど

・全身症状…元気や食欲，被毛の異常，歩行異常などを確認し，全身状態の異常が先に起こっているのか，同時または後なのかを推測する。つまり，全身性疾患により眼に痛みが生じているのか，それとも眼の痛みがもとで全身状態が悪くなっているのかを把握する。

❹「すでに何か治療を行っていますか？」
　行っている場合は「今日は点眼や投薬をしましたか？」

痛みを伴う疾患の場合，消炎鎮痛薬などがすでに全身投与されていると，**症状が軽減または消失している**ことがあるため，必ず確認する。どのような薬（名称）か，最後に投薬・点眼したのは何時頃だったのかも問うとよい。

STEP 3　視診で確認すること

❶痛みの程度はどのくらいか

眼の痛みを表す臨床症状としては，充血，流涙，眼瞼痙攣が代表的であるが，痛みの原因になっている疾患や個体によって，症状の現れ方はさまざまである。まずは痛みが軽度であるのか重度であるのかを確認する。

POINT 2　｜症状から痛みの程度を知る｜

まずは痛みの程度を見極めよう

「眼が痛そう」な症例の診察では，痛みの程度（表4-1）を判断し，問診で得られた情報とあわせて，緊急処置が必要な状況かどうかを見極めることが重要である。

表4-1　痛みの程度と臨床症状

痛みの程度	症状の持続性	症状
軽度	間欠的	・眼は開いている ・ときどき眼瞼痙攣がみられる ・充血・流涙（＋）
中等～重度 （緊急性が高いことが多い）	持続的	・常に閉眼している ・常に眼瞼痙攣がみられる ・充血・流涙（＋＋ ～ ＋＋＋） ・第三眼瞼（瞬膜）突出 ・顔を触られることを嫌がる・怒る

STEP 4　緊急性に留意しつつ必要最低限の検査で鑑別診断を進める

❶緊急処置が必要な疾患かどうかを判断する

眼が痛い症例で最も重要な判断事項は，**緊急処置が必要か否か**である。痛みの原因になる疾患によっては，緊急的に適切な処置を行うことで，視覚の回復や眼球の温存が可能になることがある。

　　■眼が痛くなる疾患のうち，緊急処置が必要な疾患
　　　1．角膜穿孔
　　　2．急性緑内障
　　　3．水晶体前方脱臼※
　　　4．重度のぶどう膜炎

この4つの疾患は急性に激しい痛みの症状がみられるが，状態によっては，適切な処置により視覚の回復や眼球の温存が期待できる。

※水晶体前方脱臼とは，水晶体が本来の位置から逸脱し，前房へと移動すること。外傷，白内障（水晶体の形状の変化）が原因であるが，特発性にみられることもある。

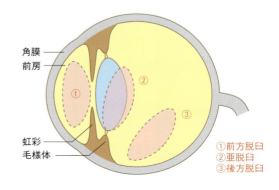

108

第4章 眼が痛そう *Painful eyes*
Let's study basics | 眼が痛そうな症例がきました。さあ，どうする？

POINT 3

> 緊急性の判断には問診が役立つ

緊急性　問診でわかること

　痛みがあることがわかった症例では，問診で得られた情報を再確認する（または必要に応じて再度問診を行う）。**表 4-2** のような事柄が認められたかどうかをチェックして，疑われる疾患について評価し，適切な緊急処置を行う。

> **危険！**　かなり痛がっている場合は，診察のためであっても無理やり眼を開けさせてはならない。角膜の再穿孔を引き起こすなど，状態をさらに悪化させるおそれがあるため，鎮静薬の投与なども検討すべきである。

表 4-2 　痛みが生じる疾患とよくみられる臨床症状

疾患	問診で聴取されること
角膜穿孔	・外傷歴（ぶつけた，ひっかいた，散歩中に突然キャンと鳴いたなど） ・以前から膿性眼脂が出ていた（乾性角結膜炎など，感染を起こす疾患があったことを表す） ・全身性疾患の病歴，免疫抑制剤の投与歴（副腎皮質ステロイド薬などの長期投与）など ・猫では猫ヘルペスウイルス1型などの感染歴
急性緑内障	・犬種（原発緑内障の好発犬種），年齢 ・以前から何となく眼が赤かった，ときどきしょぼしょぼさせていた
水晶体前方脱臼	・外傷歴（顔面をぶつけた，眼にボールがあたったなど） ・犬種（水晶体脱臼の好発犬種） ・以前からときどき眼瞼痙攣がみられた
重度ぶどう膜炎	・食欲不振，元気がない ・発熱など全身状態の低下がみられる

POINT 4

> 痛みの発生点を見極める

痛みが生じている部位・重症度を把握して鑑別すべき疾患をリストアップしよう

　痛みの原因になっている疾患の部位と重症度により，眼の充血・混濁のしかたやその部位，視覚への影響が異なる（**表 4-3**）。

これを見分けるには，第2章「眼が赤い」および第3章「眼が白い」で解説した充血や混濁の判別が重要である。

表 4-3 　痛みの原因と充血・混濁・視覚への影響
表にあげた症状はあくまで特徴として認められるものであり，すべての症例にあてはまるわけではないため注意する。

痛みの部位	疾患	充血	混濁	視覚
眼瞼	眼瞼炎	結膜充血	重度の場合は角膜表層	影響しない
角膜	角膜表層の障害	結膜充血	角膜表層・限局性	影響しない〜やや低下
	角膜深層の障害 角膜穿孔	結膜充血 毛様充血	角膜全層・全体的な強い混濁	低下〜喪失
ぶどう膜	ぶどう膜炎	結膜充血 毛様充血	前房 重度の場合は角膜内皮（縮瞳を伴う）	低下〜喪失
（眼球全体・周囲）	緑内障	結膜充血 毛様充血	角膜全層・全面の浮腫（散瞳を伴う）	低下〜喪失

> 眼の痛みの症状はどのような疾患でも同じにみえるが，充血や混濁，視覚への影響などを注意深く観察し，障害が生じている部位および重症度を判断する必要がある。

第2部　鑑別診断の手順と実際

❷ **基本の眼科検査のうち必要な検査のみを行って原因疾患を鑑別する**

痛みの症状が現れているときには，すべての眼科検査を行おうとすると，症状が悪化したり眼の状態が正確に判断できなくなる場合がある。「眼が痛そう」な症例では，状況をよく観察し，**必要最低限の検査に絞るようにする**。

図 4-1 には，検査結果から推測される原因疾患をチャート図にまとめた。

基本の検査
1. 基礎神経学的検査
   ・眼瞼反射
   ・威嚇反射
   ・対光反射
   ・眩目反射
2. 涙液量検査（シルマーティアテスト）
3. 眼圧検査
4. スリットランプ検査
5. 角結膜染色検査
6. 眼底検査

追加検査
1. 血液検査（内分泌異常，代謝異常，感染症）
2. 眼球超音波検査（水晶体脱臼，網膜剥離，眼内腫瘍など）

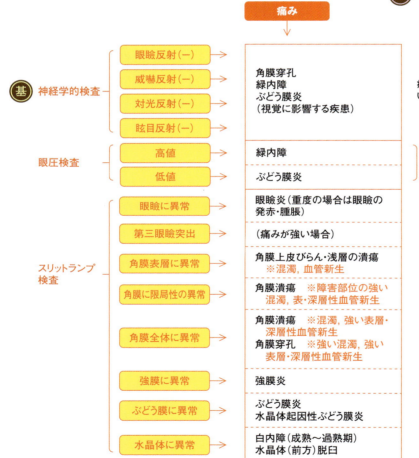

涙液量検査　痛みが強い場合は無理に行わない。
眼底検査　痛みと眼瞼痙攣が強い場合は，無理に行わない。また，痛みが強いときは眼内が混濁していることが多く，透見が不可能であるため，反対眼の眼底検査を行う（全身性疾患では反対眼にも異常所見が認められる場合が多い）。
血液検査　内分泌異常，代謝異常，感染症の診断を行う。
超音波検査　水晶体脱臼，網膜剥離，眼内腫瘍などを確認する。

図 4-1 眼に痛みがあるときの検査結果の対応チャート図

第4章 眼が痛そう *Painful eyes*
Let's challenge! 実際の症例で鑑別してみよう ■ CASE 12

Let's challenge!
実際の症例で鑑別してみよう

> 眼が痛そうな症例がやってきた！

以上の「眼が痛そう」な症例における基本的な鑑別診断の手順をふまえて，実際の症例で診断を進めてみよう。

突然強い痛みがみられた症例

CASE 12 ブル・テリア，去勢済み雄，5歳。遊んでいるうちにボールが顔面にあたってしまった。ボールがあたってから，右眼を開けなくなった。

Q1 痛みは片眼性・両眼性どちらだろう？ また，痛みの程度と緊急処置の必要性はどうだろう？ p.108～109 の 表4-1 や 表4-2 を参考に，視診の写真とカルテ（図4-2 ～ 図4-4）から判断してみよう。さらに，そのほかに顕著な異常所見があればあげてみよう。なお，この症例では点眼麻酔後に右眼を開けさせて検査を行うことができた。

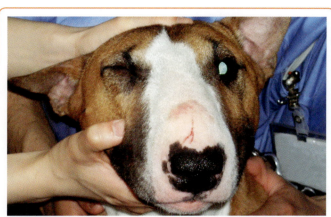

図4-2 外見
右眼は，閉じたまま開けず，流涙と眼瞼痙攣もみられた。

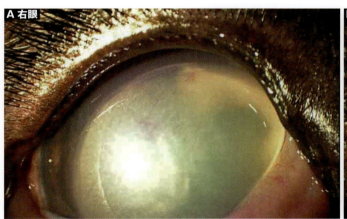
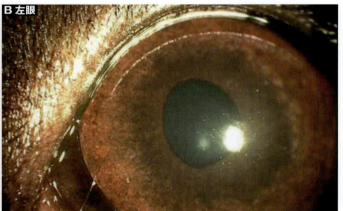

図4-3 前眼部表面 A：右眼は前眼部全体が混濁している。結膜には充血がみられた。 B：左眼には異常はとくに認められない。

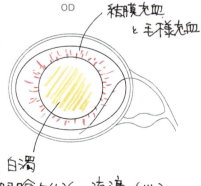
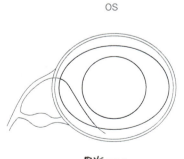
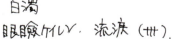

図4-4 前眼部の視診のカルテ OD：右眼，OS：左眼

A1 左眼に異常がみられないことから，痛みが生じているのはこの段階では**右眼のみ**と考えられる。右眼は常に眼瞼痙攣が生じており，さらに結膜充血，毛様充血，流涙(+++)がみられることから，**痛みの程度は中等～重度**と推測される。急性の強い痛みであるため，**緊急性も高く**，早急に痛みの原因を調べて緩和する必要がある。

Q2 問診と視診で得られた情報をp.109の **表4-2** および **表4-3** に照らし合わせ，眼にどのような異常が起こったのかを推測してみよう。

A2 問診で「ボールが顔にあたってから」右眼の眼瞼痙攣が始まったこと，視診より結膜充血・毛様充血・角膜全体の混濁が認められることがわかった。以上から，**外傷に起因する角膜障害（角膜深層性の障害，角膜穿孔など）または眼内の炎症**（ぶどう膜炎など）が起こっていると考えられる。ただし，角膜穿孔については，前眼部の視診で眼球の虚脱や大きな損傷が認められないことから否定できそうである。

Q3 実施できた眼科検査の結果を，**表4-4** および **図4-5**～**図4-8** に示す。このなかで，とくに問題にしなければならない所見はどれか，チェック☑を入れてみよう。また，この症例の問題点をピックアップしてみよう。

表4-4 CASE 12 の眼科検査結果

検査項目 基		結果	
		右眼	左眼
神経学的検査	眼瞼反射	□ +	□ +
	威嚇反射	□ −	□ +
	対光反射（直接/間接）	□（角膜混濁により観察不可）	□ +/+
	眩目反射	□（眼瞼痙攣により判定不可）	□ +
涙液量検査(STT)（mm/分）		□ 15	□ 13
眼圧検査(mmHg)		□ 30	□ 18
スリットランプ検査（**図4-5** **図4-6**）		□・結膜充血・毛様充血 □・角膜全域の肥厚（浮腫）・混濁 □・角膜内皮側に水晶体が付着 □・前房フレア(+++)	□ 異常なし
角結膜染色検査(F，RB)		□ −	□ −
眼底検査（**図4-7** **図4-8**）		□（透見不可）	□ 異常なし

STT：シルマーティアテスト　　F：フルオレセイン染色　　RB：ローズベンガル染色

第 4 章 眼が痛そう *Painful eyes*
Let's challenge! | 実際の症例で鑑別してみよう ■ CASE 12

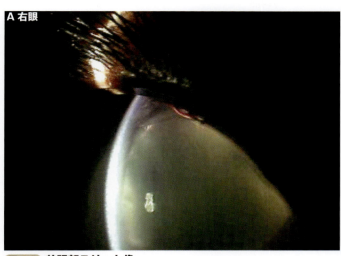
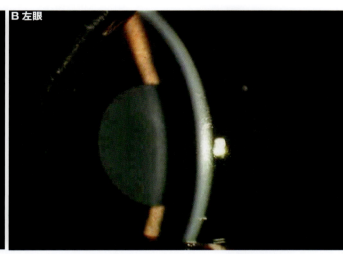

図 4-5 前眼部スリット像
A：右眼は角膜が肥厚しており，すぐ後方に水晶体が付着している。
B：左眼には異常はとくに認められない。

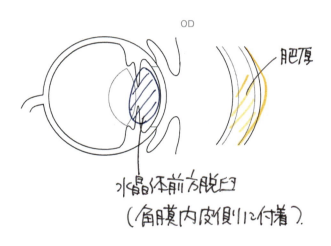

図 4-6 右眼のスリットランプ検査のカルテ OD：右眼

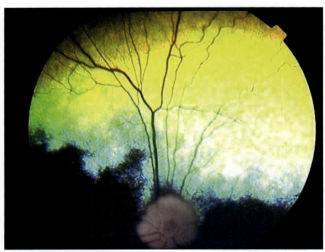

図 4-7 左眼の眼底像
異常はとくに認められない。右眼は，角膜混濁および前方に脱臼した水晶体により眼底を透見することができなかった。

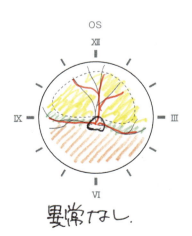

図 4-8 左眼の眼底検査のカルテ OS：左眼

A3 答えは 表4-5 のとおり。CASE 12 にみられる問題点は，次の4点である。

1 右眼の重度の眼瞼痙攣，流涙
2 視覚喪失
3 眼圧上昇
4 スリットランプ検査での次の所見
　　・結膜充血・毛様充血
　　・角膜全域の肥厚・浮腫・混濁
　　・角膜内皮側への水晶体の付着
　　・重度の前房フレア

表4-5　CASE 12 の問題点　赤い文字で示す所見が問題点。

検査項目		結果 右眼	左眼
神経学的検査	眼瞼反射	☐ ＋	☐ ＋
	威嚇反射	☑ −	☐ ＋
	対光反射（直接／間接）	☑（角膜混濁により観察不可）**2**	☐ ＋/＋
	眩目反射	☑（眼瞼痙攣により判定不可）**1**	☐ ＋
涙液量検査（STT）（mm/分）		☐ 15	☐ 13
眼圧検査(mmHg)		☑ 30 **3**	☐ 18
スリットランプ検査（図4-5　図4-6）		☑・結膜充血・毛様充血 ☑・角膜全域の肥厚（浮腫）・混濁 ☑・角膜内皮側に水晶体が付着 ☑・前房フレア（+++）　**4**	☐ 異常なし
角結膜染色検査（F，RB）		☐ −	☐ −
眼底検査（図4-7　図4-8）		☑（透見不可）	☐ 異常なし

STT：シルマーティアテスト　　F：フルオレセイン染色　　RB：ローズベンガル染色

Q4 4つの問題点を，これまでの推測と 図4-1（p. 110）に照らし合わせて，この症例に起こっている疾患は何か，診断してみよう。

A4 図4-1 からピックアップすると……

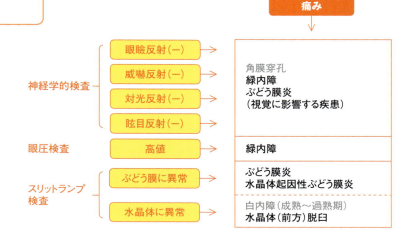

角膜と水晶体の所見より，角膜穿孔と白内障は除外できる。前述の4つの問題点をどの疾患が引き起こしているのかを考えてみると，黒字で示した3つの疾患があてはまる。したがって，診断は**外傷に伴う水晶体前方脱臼，およびそれによる続発緑内障・ぶどう膜炎**である。

第4章 **眼**が**痛**そう *Painful eyes* Let's challenge! | **実際の症例で鑑別してみよう** ■ CASE 12

発生機序

本症例は，次のような機序で上記の状態に陥ったと考えられる。

① ボールが顔面にあたったことにより，水晶体前方脱臼が起こった

② 前房に逸脱した水晶体が房水の流路を塞ぎ，二次的に眼圧が上昇して続発緑内障に至った

③ 前房に逸脱した水晶体がぶどう膜炎を引き起こし，また水晶体が角膜内皮に付着したことで，角膜が浮腫・混濁を起こした

鑑別診断のポイント

飼い主の裏告で，ボールがあたってから痛みの症状を訴えていることから，この時点で外傷による角膜障害や眼内の炎症を疑うことができる。光をあてて前眼部を詳細に観察したところ，角膜潰瘍や角膜穿孔が認められなかったことから，眼表面ではなく眼内で痛みを生じる問題が起こっていると推測できる。また，ブル・テリアは水晶体脱臼の好発犬種でもあることから，犬種特異性のものと考える必要もある。

痛みのもとは

痛みは，眼圧の上昇，水晶体の角膜内皮への付着，眼内の炎症が原因になっていると推測できる。ブル・テリアは水晶体脱臼の好発犬種であり，ボールがあたったことがきっかけであるものの，反対眼の水晶体脱臼への注意も必要である。

第2部 鑑別診断の手順と実際

ESSENTIAL

水 晶 体 前 方 脱 臼 の 治 療

■治療

水晶体前方脱臼の治療の目的は，痛みの原因を除去することと，視覚回復である。CASE 12 の痛みの原因は次の3つであるため，**表4-6** の治療を行う。

1. 水晶体前方脱臼による眼圧の上昇
2. 水晶体が角膜内皮に付着していることによる痛み
3. 水晶体脱臼に起因する眼内の炎症による痛み

注意点 水晶体摘出術が実施できるのは眼科専門診療施設に限られる。水晶体摘出術以外では眼球摘出術やシリコンインプラント挿入術も選択肢になるが（後述），いずれにしても手術までの応急処置として眼圧の低下と炎症の抑制を図る。

表4-6 水晶体前方脱臼の治療

目的	治療方法	治療薬・投与量
眼圧の低下	房水産生抑制薬の点眼	いずれかを選択する ・β遮断薬（チモロール，1日1〜2回など） ・炭酸脱水素酵素阻害薬（ドルゾラミド，1日3回など） ・交感神経作動薬（ジピベフリン，1日2回） ・$\alpha_1\beta$遮断薬（ニプラジロール，1日2回）
炎症の抑制	NSAIDs の点眼	ジクロフェナク点眼液（ジクロード®，1日4〜6回）など
	NSAIDs の全身投与	カルプロフェン（2.2 mg/kg，1日2回）など
水晶体の摘出	（水晶体摘出術は，白内障手術が実施可能な専門診療施設で行う）	

NSAIDs：非ステロイド性抗炎症薬

CASE 12の治療経過

水晶体摘出術を行ったところ，水晶体が付着していた部分の角膜混濁および浮腫，虹彩への血餅の付着は残っているものの（図4-9，図4-10），10日後には眼圧の上昇が認められなくなり，視覚回復が得られた。以後は，右眼の続発緑内障の再発（水晶体が存在しないことによる硝子体の前方への移動とそれによる隅角閉塞）と，反対眼の水晶体脱臼に注意が必要になる。

■治療方法の選択のポイント

本症例は，水晶体脱臼が発生してすぐに処置を行ったことと，左眼の対光反射の間接反応が（＋）であったことから，視覚回復の可能性があると判断し，眼球を温存して水晶体摘出術を行うことを選択した。

水晶体脱臼が発生してから数日が経過し，対光反射，眩目反射が消失している場合や，眼圧上昇が長期間持続した場合は，視覚回復は難しく，眼球摘出術やシリコンインプラント挿入術が選択肢になる。

視覚回復の可能性が ┌ ある ☞ 水晶体摘出術
　　　　　　　　　└ ない ☞ 眼球摘出術

> **緊急の痛みを見逃さない！**
> 視覚回復の可能性があることも考えて診療を進める。

■水晶体脱臼の続発症

水晶体前方脱臼の場合

水晶体が前方脱臼を起こし，かつ角膜内皮に付着している場合には，**角膜内皮障害から角膜穿孔に至る場合がある**。図4-11の水晶体前方脱臼症例は，高齢のキャバリア・キング・チャールズ・スパニエルであり重度の心疾患が併発していたため，飼い主が水晶体摘出術を選択せず，経過観察を行うことになった。約1カ月後に急に右眼を開けなくなり来院し，検査を行ったところ，水晶体が角膜を破って眼外に出ていた（図4-12）。

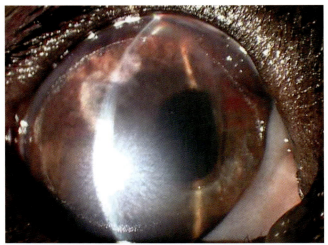

図4-9 水晶体摘出術から10日後の右眼前眼部スリット像

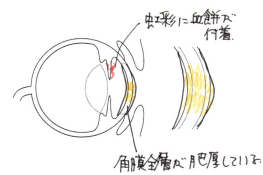

図4-10 水晶体摘出術から10日後の右眼の前眼部のカルテ（上が視診，下がスリットランプ検査）

水晶体後方脱臼の場合

硝子体が前房に流れ込んで房水の流路を塞ぎ，**続発緑内障が発生することがある**。また，水晶体が後眼部に移動し，網膜剥離や眼内出血が発生するおそれがある。

第4章 眼が痛そう Painful eyes
Let's challenge! 実際の症例で鑑別してみよう ■ CASE 12

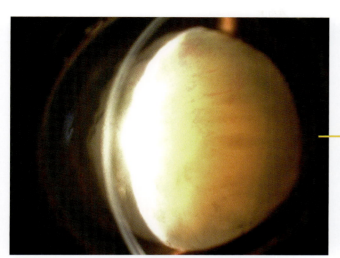

図4-11 別の症例の初診時の前眼部スリット像（右眼）
角膜のすぐ後ろに水晶体が存在している（水晶体前方脱臼）。

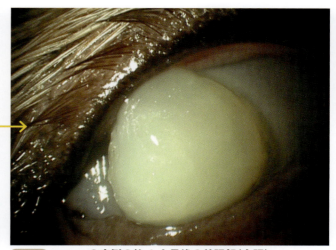

図4-12 図4-11の症例の約1カ月後の前眼部（右眼）
水晶体の角膜内皮への付着により角膜内皮障害が起こり，ついに角膜が破綻して水晶体が脱出したと考えられる。

痛みが繰り返し生じる症例

CASE 13
アイリッシュ・セター，避妊済み雌，4歳。右眼の眼瞼痙攣を主訴に動物病院を受診した。角膜潰瘍が認められたため，抗菌薬とヒアルロン酸の点眼薬で治療を行ったところ，角膜潰瘍と眼瞼痙攣は改善し，治療を終了とした。しかし，約10日後に再び眼瞼痙攣が認められ，来院した。

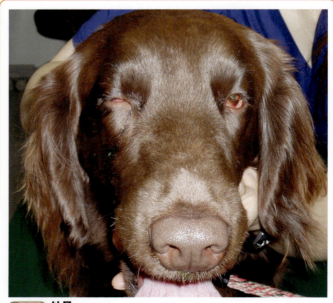

図4-13 外見
右眼に眼瞼痙攣，流涙，眼脂が認められた。

Q1 痛みは片眼性・両眼性どちらだろう？ また，痛みの程度と緊急処置の必要性はどうだろう？ この症例は右眼を開けさせることができた。p. 108〜109の **表4-1** や **表4-2** を参考に，視診の写真とカルテ（**図4-13**〜**図4-15**）から判断してみよう。さらに，そのほかに顕著な異常所見があればあげてみよう。

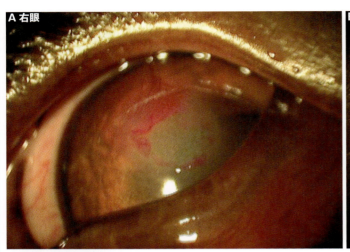
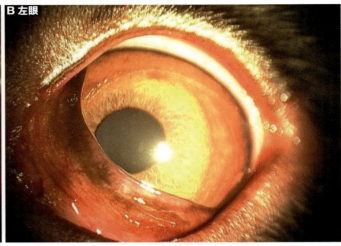

図 4-14 前眼部表面
A：右眼は結膜充血，表層性血管新生のほか，角膜中心部のやや 12 時側に潰瘍が認められる。第三眼瞼（瞬膜）の突出もみられる。

B：左眼は第三眼瞼の突出がみられるが，充血や血管新生などの異常は認められない。

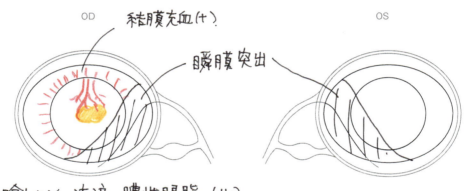

図 4-15 前眼部のカルテ　OD：右眼，OS：左眼

| A1 | 痛みが生じているのは，この段階では**右眼のみ**と考えられる。右眼は，結膜充血および流涙は（+）であるが，常に眼瞼痙攣がみられることから**中等度の痛み**であると推測される。この時点で緊急性が高い所見は認められないが，痛みが再発することに注意し，原因を鑑別していく必要がある。 |

| Q2 | 本症例は，きっかけは不明であるが眼瞼痙攣を起こしており，角膜障害の点眼治療を始めると眼瞼痙攣が治まるようである。問診および視診で得られた情報を p.109 の 表4-2 や 表4-3 に照らし合わせ，眼にどのような異常が起こったのかを推測してみよう。 |

| A2 | 問診では緊急性が高い疾患の徴候は聴取されなかったこと，視診では結膜充血とともに表層性血管新生による角膜表層の限局性の混濁が認められたことから，**角膜表層性の障害**が起こっていると推測される。 |

第4章 眼が痛そう Painful eyes
Let's challenge! | 実際の症例で鑑別してみよう ■ CASE 13

Q3 実施できた眼科検査の結果を，表4-7 および図4-16，図4-17に示す。このなかで，とくに問題にしなければならない所見はどれか，チェック☑を入れてみよう。また，この症例の問題点をピックアップしてみよう。

表4-7 CASE 13 の眼科検査結果

検査項目 (基)		結果 右眼	結果 左眼
神経学的検査	眼瞼反射	□ +	□ +
	威嚇反射	□ +	□ +
	対光反射（直接/間接）	□ +/+	□ +/+
	眩目反射	□ +	□ +
涙液量検査（STT）（mm/分）		□ 22	□ 19
眼圧検査（mmHg）		□ 11	□ 16
スリットランプ検査（図4-16 図4-17）		□ ・第三眼瞼突出 □ ・結膜充血 □ ・角膜の表層性血管新生 □ ・実質浅層の角膜潰瘍 □ ・前房フレアなし	□ ・第三眼瞼突出
角結膜染色検査（F, RB）（図4-18 図4-19）		□ 角膜中心部よりやや12時側で＋	□ －
眼底検査		□ 異常なし	□ 異常なし

STT：シルマーティアテスト　　F：フルオレセイン染色　　RB：ローズベンガル染色

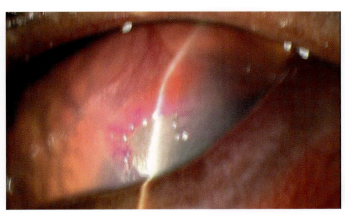

図4-16 右眼の前眼部スリット像
実質浅層の角膜潰瘍と表層性の血管新生を認める。

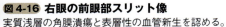
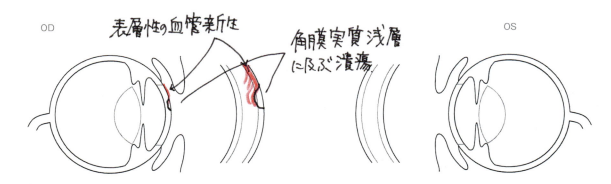

図4-17 右眼のスリットランプ検査のカルテ　　OD：右眼，OS：左眼

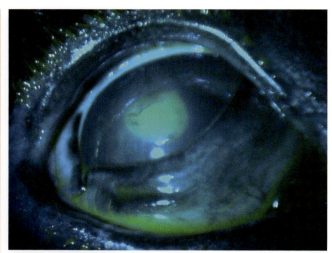

図 4-18 右眼のフルオレセイン染色検査
角膜中心部のやや 12 時側が染色されている。

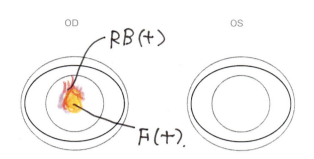

図 4-19 角結膜染色検査のカルテ
OD：右眼，OS：左眼，RB：ローズベンガル染色，F：フルオレセイン染色

A3 答えは 表4-8 のとおり。CASE 13 の右眼にみられる問題点は，右の3点である。

1 再発を繰り返す中等度の眼瞼痙攣，流涙，眼脂
2 スリットランプ検査での次の所見
　・結膜充血
　・角膜の表層性血管新生
　・実質浅層の角膜潰瘍
3 角結膜染色検査（＋）

表 4-8 CASE 13 の問題点　赤い文字で示す所見が問題点。

検査項目		結果	
		右眼	左眼
神経学的検査	眼瞼反射	☐ ＋	☐ ＋
	威嚇反射	☐ ＋	☐ ＋
	対光反射（直接/間接）	☐ ＋/＋	☐ ＋/＋
	眩目反射	☐ ＋	☐ ＋
涙液量検査（STT）（mm/分）		☐ 22	☐ 19
眼圧検査（mmHg）		☐ 11	☐ 16
スリットランプ検査（図4-16 図4-17）		☐ ・第三眼瞼突出 ☑ ・結膜充血 ☑ ・角膜の表層性血管新生　2 ☑ ・実質浅層の角膜潰瘍 ☐ ・前房フレアなし	☐ ・第三眼瞼突出
角結膜染色検査（F，RB）（図4-18 図4-19）		☑ 角膜中心部よりやや12時側で＋　3	☐ －
眼底検査		☐ 異常なし	☐ 異常なし

STT：シルマーティアテスト　　F：フルオレセイン染色　　RB：ローズベンガル染色

第4章 眼が痛そう Painful eyes
Let's challenge! | 実際の症例で鑑別してみよう ■ CASE 13

Q4 3つの問題点を，これまでの推測と 図4-1 (p.110) に照らし合わせて，この症例に起こっている疾患は何か，診断してみよう。

A4 図4-1 からピックアップすると……

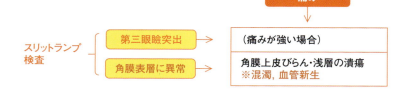

角膜びらん・浅層の潰瘍であることがわかる。眼瞼痙攣および第三眼瞼突出が認められ，痛みが比較的強いとみられることから，本症例は**角膜潰瘍**であると考えられる。

しかし，問診で聴取されたように，角膜潰瘍の治療を終了するとまた潰瘍と眼瞼痙攣が再発し，繰り返しになることが予測できる。そのため，再発を繰り返す要因を把握しなければならない。考えられる要因は右の3つである。

・角膜上皮の接着異常
　（難治性角膜上皮びらん・再発性角膜上皮びらん）
・眼瞼内反症
・睫毛の異常（異所性睫毛など）

Q5 再度，潰瘍部分を詳細に確認したところ，図4-20のように観察された。角膜潰瘍の再発を繰り返す根本的な原因は何だろう？

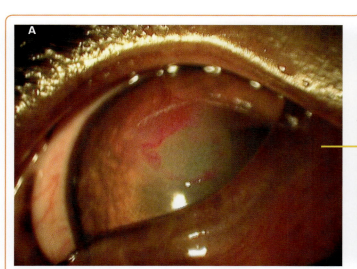
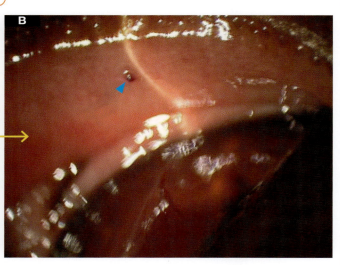

図4-20 右眼の前眼部
A：点眼麻酔後に潰瘍部分を滅菌綿棒で触れてみたが，上皮の接着異常は起こっていないようであった（接着異常の場合には潰瘍部分を綿棒で触れると角膜上皮の遊離がみられる）。また，被毛が角膜に接触するほどの眼瞼内反症も認められない。

B：上眼瞼をめくり，スリットランプで拡大して観察すると，異所性睫毛が発見された（▶）。また，これの角膜との接触領域と，角膜潰瘍の領域が一致していた。

A5 診断は**右側上眼瞼の異所性睫毛を原因とする角膜潰瘍**である。CASE 13は異所性睫毛が瞬目のたびに角膜を刺激し，浅層性の角膜潰瘍が発生していた。眼瞼痙攣を繰り返していた理由は，潰瘍治療により潰瘍が改善しても，異所性睫毛が残っており潰瘍が再発するためである。

> 通常の検査ではみえない部位に，痛みの原因が隠れていることも！ 痛みの原因が必ず存在することを考えて診察すべきである。

ESSENTIAL

異所性睫毛の治療

■**治療**

異所性睫毛により再発性の角膜潰瘍および痛みが生じる場合は，その原因になっている睫毛を除去する。方法は2種類ある。

1. **睫毛だけを抜く**

   睫毛鑷子で，睫毛だけを抜く。ただし毛根が残り，再度生えてくるため，定期的に抜いて角膜潰瘍の再発を予防する必要がある。全身麻酔のリスクがある症例ではこの方法を選択する。

2. **毛根ごと外科的に切除する**

   異所性睫毛の根治的治療になる。

両眼に痛みがある症例

CASE 14 雑種の犬，去勢済み雄，12歳。約1週間前から元気がなく，食欲廃絶がみられ，両眼が腫れてずっと閉じているとの主訴であった。内科疾患も含め精査を希望して来院した。

Q1 痛みは片眼性・両眼性どちらだろう？ また，痛みの程度と緊急処置の必要性はどうだろう？ p.108〜109の表4-1や表4-2を参考に，視診の写真とカルテ（図4-21〜図4-23）から判断してみよう。さらに，そのほかに顕著な異常所見があればあげてみよう。なお，この症例は診察中は眼を開けていた。

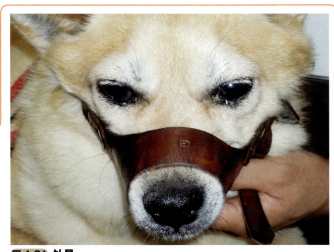

図4-21 **外見**

第4章 眼が痛そう Painful eyes
Let's challenge! 実際の症例で鑑別してみよう ■ CASE 14

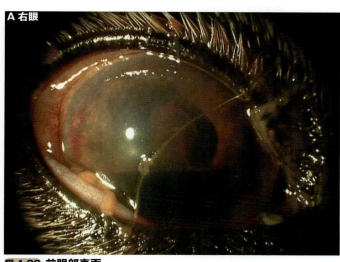
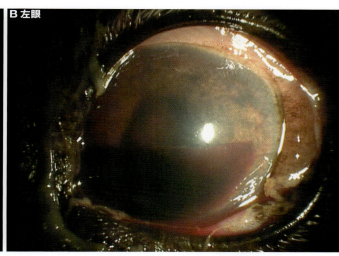

図4-22 前眼部表面
両眼に多量の膿性眼脂が認められる。眼内で出血している。

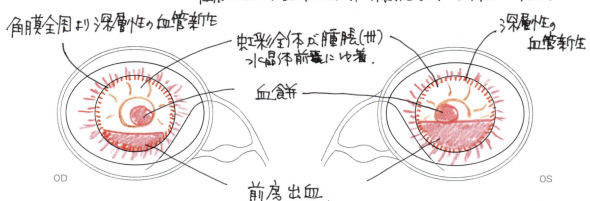

図4-23 前眼部の視診のカルテ　OD：右眼，OS：左眼

A1 両眼に常に眼瞼痙攣および閉眼が認められ，多量の膿性眼脂が生じていることから，痛みが生じているのは両眼であり，痛みの程度は中等～重度であると推測される。また，約1週間前から元気がなく食欲廃絶がみられることから，全身性疾患が原因になっている可能性があることも視野に入れておきたい。緊急性については，痛みの程度に加えて，全身状態の低さからも，高いと判断できる。

Q2 問診と視診で得られた情報を，p.109の 表4-2 および 表4-3 に照らし合わせ，眼にどのような異常が起こったのかを推測してみよう。

A2 結膜充血と強い毛様充血が認められ，角膜全域に深層性血管新生が認められることから，**角膜深層性の障害，ぶどう膜炎，緑内障**が考えられる。眼内の出血は，血液が前房内で沈殿していることから，ぶどう膜からの出血とみられる（出血組織の見分け方は第2章のp.48〜を参照）。問診で元気と食欲がないとのことから，この時点では緊急性が高い重度ぶどう膜炎も疑われる。そのほかの全身性疾患も探るため，眼科検査とともに全身のスクリーニング評価（血液検査，必要に応じてX線検査など）を行う必要がある。

Q3 実施できた眼科検査の結果を，表4-9 および図4-24，図4-25 に示す。このなかで，**とくに問題にしなければならない所見はどれか，チェック☑を入れてみよう**。また，この症例の問題点をピックアップしてみよう。

表4-9 CASE 14 の眼科検査結果

検査項目 基		結果 右眼	結果 左眼
神経学的検査	眼瞼反射	☐ ＋	☐ ＋
	威嚇反射	☐ －	☐ －
	対光反射（直接／間接）	☐ －／－	☐ －／－
	眩目反射	☐ －	☐ －
涙液量検査（STT）（mm／分）		☐ 16	☐ 15
眼圧検査（mmHg）		☐ 32	☐ 35
スリットランプ検査（図4-24 図4-25）		☐・結膜充血・毛様充血 ☐・角膜全周からの深層性血管新生 ☐・虹彩全体の著しい腫脹および水晶体への虹彩後癒着 ☐・前房出血	☐・結膜充血・毛様充血 ☐・角膜全周からの深層性血管新生 ☐・虹彩全体の著しい腫脹および水晶体への虹彩後癒着 ☐・前房出血
眼底検査		☐（透見不可）	☐（透見不可）

STT：シルマーティアテスト

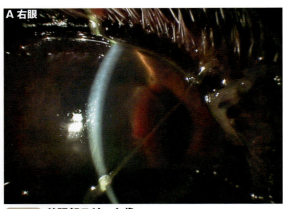 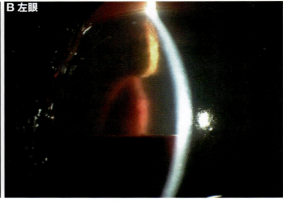

図4-24 前眼部スリット像
両眼ともに，虹彩の腫脹，水晶体への虹彩後癒着，前房出血が認められる。角膜の肥厚もみられる。

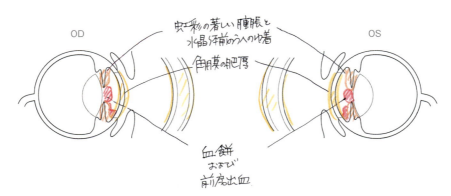

図4-25 スリットランプ検査のカルテ　OD：右眼，OS：左眼

第4章 眼が痛そう Painful eyes Let's challenge! | 実際の症例で鑑別してみよう ■ CASE 14

A3 答えは表4-10のとおり。CASE 14 の両眼にみられる問題点は，右の4点である。

1. 眼瞼痙攣と多量の膿性眼脂
2. 視覚喪失
3. 眼圧上昇と眼球腫大
4. スリットランプ検査での次の所見
   ・結膜充血・毛様充血
   ・深層性血管新生
   ・著しい虹彩腫脹・虹彩後癒着
   ・前房出血（ぶどう膜からの出血）

表4-10 CASE 14 の問題点 赤い文字で示す所見が問題点。

検査項目		結果 右眼	左眼
神経学的検査	眼瞼反射	□+	□+
	威嚇反射	☑−	☑−
	対光反射（直接/間接）	☑−/− [2]	☑−/− [2]
	眩目反射	☑−	☑−
涙液量検査（STT）（mm/分）		□ 16	□ 15
眼圧検査(mmHg)		☑ 32 [3]	☑ 35 [3]
スリットランプ検査（図4-24 図4-25）		☑・結膜充血・毛様充血 ☑・角膜全周からの深層性血管新生 ☑・虹彩全体の著しい腫脹および水晶体への虹彩後癒着 ☑・前房出血 [4]	☑・結膜充血・毛様充血 ☑・角膜全周からの深層性血管新生 ☑・虹彩全体の著しい腫脹および水晶体への虹彩後癒着 ☑・前房出血 [4]
眼底検査		□（透見不可）	□（透見不可）

STT：シルマーティアテスト

Q4 4つの問題点を，これまでの推測と 図4-1（p. 110）に照らし合わせて，この症例に起こっている疾患は何か，診断してみよう。

右図のとおり，**ぶどう膜炎と緑内障**があてはまる（角膜穿孔は視診とスリットランプ検査で除外できる）。なお，ぶどう膜からの出血の原因は第2章 p. 51 の表2-16 を，ぶどう膜炎の原因と治療については p. 32～34 を参照。

A4 図4-1からピックアップすると……

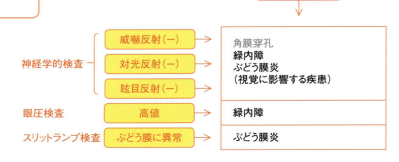

Q5 本症例は，両眼の痛みとともに，元気がなく食欲不振であるなど全身状態が低下していることから，眼科検査以外にも全身状態を評価するための追加検査を行う必要がある。必要な追加検査は何だろう？

A5 必要な追加検査 追 は，次のとおりである。

【眼科の追加検査】
前房出血により眼内の状態が確認できないため，**眼球超音波検査**を行う。

【その他の追加検査】
全身状態が低下していることについて評価する。
- **身体検査**
- **血液検査**
- 必要に応じて**画像検査**（X線検査，腹部超音波検査）

Q6 追加検査を行ったところ，図4-26 と 表4-11 のような結果が得られた。また，身体検査で全身の体表リンパ節（下顎，浅頸，腋窩，鼠径，膝窩）の左右対称性の腫脹がみられたことから，腫脹したリンパ節の細針吸引生検（FNA）も行った。この症例に起こっている眼疾患・全身性疾患は何か，診断してみよう。

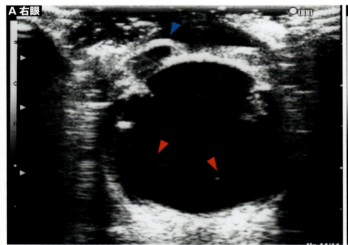 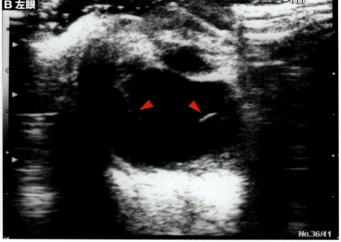

図4-26 眼球超音波像
両眼ともに網膜剥離（▶）と虹彩の腫脹（▶）が認められる。

表4-11 その他の追加検査の結果

検査	結果
身体検査	体表リンパ節（下顎・浅頸・腋窩・鼠径・膝窩）がすべて腫脹
血液検査	白血球数・肝酵素値の上昇 赤血球数・ヘマトクリット値・ヘモグロビン値の低下（貧血）
腹部超音波検査	肝臓・脾臓・腸骨下リンパ節の腫大
体表リンパ節のFNA	細胞診により浅頸・膝窩リンパ節で**リンパ腫**の診断が下された

A6 診断は**リンパ腫による両眼のぶどう膜炎・網膜剥離・続発緑内障**である。本症例は多中心型リンパ腫であり，腫瘍化リンパ球の毛様体への浸潤により血液房水関門が破綻し，**ぶどう膜炎**を発症した。また，このぶどう膜炎により，**眼内出血・網膜剥離・続発緑内障**が続発したとみられる。両眼の痛みの原因は，重度のぶどう膜炎と続発緑内障であると考えられる。元気がなく食欲不振がみられたのは，多中心型リンパ腫により重度の貧血などを呈し，全身状態が低下したためと考えられる。

全身性疾患でも「眼が痛い」状態になる場合がある。両眼を痛がる場合には，必ず全身状態をチェックする。

第**4**章 **眼**が**痛**そう *Painful eyes*
Let's challenge! | **実際の症例で鑑別してみよう** ■ CASE 14

ESSENTIAL

リンパ腫によるぶどう膜炎・続発緑内障の治療

■**治療**

CASE 14 の眼症状はリンパ腫が原因であることから，リンパ腫の治療（化学療法）が最優先である。本症例のように，全身性疾患の続発症として眼に異常が生じている場合には，全身性疾患の治療を行うことで眼の状態も改善していく。したがって，眼局所の治療はあくまで対症療法となる。

ぶどう膜炎の治療

（第 2 章 p. 32 ～ 34「ぶどう膜炎の診断と治療」を参照）

続発緑内障の治療

緑内障の点眼薬を**表4-12**に示す。緑内障の治療ではこれらの点眼薬を用いるのが一般的であり，1 剤または 2 剤を併用する。ただし，ぶどう膜炎が重度の場合には，ピロカルピンやラタノプロストは虹彩からの出血などを引き起こすおそれがあるため，使用しないほうがよい。

表 4-12 緑内障の点眼薬

分類		薬物	商品名の例	作用機序
副交感神経作動薬		ピロカルピン	サンピロ®点眼液	房水流出促進
交感神経遮断薬	β遮断薬	チモロール	チモプトール®点眼液	房水産生抑制
	β₁遮断薬	ベタキソロール	ベトプティック®点眼液	房水産生抑制
	α₁遮断薬	ブナゾシン	デタントール®点眼液	房水流出促進
	α₁β遮断薬	ニプラジロール	ハイパジールコーワ点眼液	房水産生抑制・流出促進
交感神経作動薬		ジピベフリン	ピバレフリン®点眼液	房水産生抑制・流出促進
炭酸脱水酵素阻害薬		ドルゾラミド	トルソプト®点眼液	房水産生抑制
プロスタグランジン誘導体製剤		ラタノプロスト	キサラタン®点眼液	房水流出促進
		トラボプロスト	トラバタンズ®点眼液	房水流出促進

Conclusion

おわりに

「眼が痛い」は，軽度の眼疾患，重度の眼疾患，全身性疾患など，どのような疾患でもみられる臨床症状である。症状や眼の状態を注意深く観察して重症度と緊急性を判断し，できるかぎり視覚を回復または維持することが重要である。

第5章

眼が見えていない
Blindness

Let's study basics

「眼が見えていない」とは?

われわれは,ものが見えることを「視力」と表現している。視力とは2点を識別する眼の能力をいい,通常は2つの点または2本の線が分離して見分けられる域値によって表される。一方,動物は2点を識別できるかどうかを他者に伝える手段をもたないため,「視力」を評価することは困難であることから,「視覚」を評価する。視覚とは光の明暗や色に関する感覚をいい,そのほかに立体視や運動視なども含まれる。

視覚に異常が現れる疾患は,眼単独のものや,全身性疾患に起因して眼症状が引き起こされるものなど,非常に多い。視覚障害はさまざまな眼疾患で起こるが,遺伝性眼疾患や脳神経疾患という場合もある。ここでは,「眼が見えていない」,「眼が見えにくそう」という症例における視覚障害についての診察の進め方,鑑別や診断のポイント,注意点などを解説する。

POINT 1

この稟告が得られたら眼が見えないことを疑う

眼が見えないときの動物の行動

「眼が見えていない」と飼い主が気づくのは,次のような行動の変化がみられたときである。

- ものにぶつかる
- ボールなどのおもちゃで遊ばなくなった
- 散歩にいきたがらない

そのほかに飼い主が気づくことは次のとおり。

- 視線があわない
- 顔の前に手をかざしても反応しない
- 瞳孔が開いている(散瞳)

これらの稟告が聴取された際に,視覚障害・視覚喪失を疑い,その確認と原因疾患の診断を開始する。

第5章 眼が見えていない Blindness

Let's study basics | 「眼が見えていない」とは？

なぜ眼が見えなくなるのか

視覚は，視路とよばれる経路を伝わって脳に認識される。この視路のどこか1カ所でも障害が生じると，視路が中断され，ものを視覚で認識することが不可能になり，「眼が見えていない」，「眼が見えにくい」状態が発生する。したがって，眼が見えていない動物を診察するときには，視路のどの部分に異常があり，その異常は何が原因で起こっているのかを診断する。

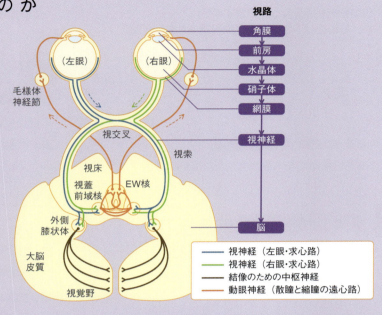

眼が見えないらしい症例がきました。さあ，どうする？

最初に確認することは？

STEP 1 動物種・年齢・性別を確認する

「眼が見えていない」状態になる疾患としては，若齢で発症する遺伝性疾患や，中高齢で多く発生する疾患，動物種・品種に特異的な疾患などがある。診察の前に，動物種や年齢などを必ず確認する。

STEP 2 問診で確認すること

❶「眼が見えていない，または見えにくそうだと感じたのはなぜですか？」

「ものにぶつかる」，「階段から落ちた」，「おもちゃで遊ばない」，「ときどきぶつかる」など，動物のどのような行動から視覚障害を感じたのか，確認する。飼い主の思い込みや，ほかの疾患に起因していることもあるため注意する。

❷「そのように感じたのはいつからですか？」

視覚障害の原因疾患には，急に症状が現れる疾患もあれば，徐々に症状が進行する疾患もある。飼い主が動物の眼が見えていないと感じたのは，突然のことだったのか，以前からだったのかを確認する。

❸「どのようなときに眼が見えていないと感じますか？」

常に見えていない様子，夕方や夜に散歩することを嫌がる，部屋を暗くするとあまり動かない，明るい場所であまり動かないなど，明暗の差を含め日常生活のどのようなタイミングで異常を感じたのか，確認する。

❹「眼が見えていないと感じる以外に何か症状はありますか？」

- 神経症状 ➡ 旋回運動，発作，痙攣，歩行の異常など
- 疼痛症状 ➡ 眼瞼痙攣，流涙，充血，多量の眼脂など
- 全身状態の低下 ➡ 食欲の低下，元気の消失など

眼が見えていない症状のほかに，眼瞼痙攣や流涙などの痛みの症状，全身状態の低下，脳神経疾患を疑う痙攣や旋回運動などの症状が認められるかどうかを確認する。また，その症状は「眼が見えていない」と感じたときよりも前からなの

129

か，あとから認められたのかも確認する。

❺「すでに何か治療を行っていますか？」
　行っている場合は「今日は点眼や投薬をしましたか？」

治療を行っている場合には，症状が変わらないのか，改善したのか，悪化したのかも確認する。また，可能ならば治療の内容を確認する。

- 内服薬・点眼薬……1日の投与量
- 診察前に最後に薬剤を投与したのは何時頃か

STEP 3 視診で確認すること

視覚障害は，大きく次の2つに分けられる。

1. 眼疾患による視覚障害
2. 脳神経疾患による視覚障害

この2つを見極めるため，視診で眼球自体の異常と眼球以外の異常を確認する必要がある。始めに動物の顔を正面からみることで**眼球の異常の有無を確認し，次に全身状態を確認する**。

❶眼球の位置・大きさ・状態は正常か

次のような異常の有無を確認する。

- 眼球の突出，腫大，縮小，眼窩への陥凹など
- 眼振（水平，垂直，回転），斜視など
- 充血や出血などの炎症所見

❷眼球以外に異常は認められるか

眼球だけをみるのではなく，頭部，全身，歩様などにも目を向け，異常の有無を確認する。

> 斜頸，眼振，旋回運動，発作など，典型的な脳神経異常の症状がみられる場合もあるが，まったく症状が現れず視覚障害のみが認められることがあるため注意する。

- 斜頸など頭部の位置の変化，旋回運動，意識の異常，歩行の異常など
- 脱毛，削痩，肥満など，内分泌疾患が疑われる異常

STEP 4 視路のどこに障害が起こっているのかを見分ける

❶基礎神経学的検査で大きく3つに区分する

視覚障害の症例では，神経学的検査を行うことで，おおまかに**眼・視神経・脳**のどこに異常があるのかが推測できる。

POINT 2 眼か脳か 徐々に領域を絞る

（頼りは神経学的検査）

障害が生じている部位を特定するため，まずはおおまかな領域を把握する。神経反射を評価することで，3つの領域に分けることが可能である（表5-1）。

表5-1 障害部位別の神経学的検査の反応の違い

視覚の障害部位が眼，視神経，大脳皮質のどこにあるかによって反応が異なる。

	眼疾患	脳神経疾患 視神経の異常	脳神経疾患 大脳皮質視覚野の異常
眼瞼反射	＋	＋	＋
威嚇反射	−	−	−
対光反射（直接・間接ともに）	＋だが反応は低下	−	＋
眩目反射	−	−	＋

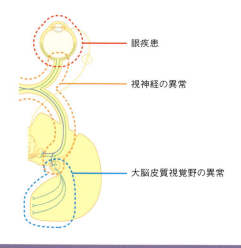

眼疾患 / 視神経の異常 / 大脳皮質視覚野の異常

第5章 眼が見えていない *Blindness*
Let's study basics | 眼が見えないらしい症例がきました。さあ，どうする？

POINT 3

> 瞳孔のわずかな動きを見逃さない

対光反射の判定における注意点

- 十分な光量があるライトを使用し，薄暗い部屋で判定する
- 対光反射は，光を眼内に入れて瞳孔がわずかでも動けば（＋），瞳孔がまったく動かない状態であれば（－）である
- 疾患によっては，眼内に入る光の向きを変えると異なる反応を示す場合があるため，いくつか方向を変えて光をあて，瞳孔の動きを注意深く観察する

眼疾患による視覚障害では，対光反射「＋だが反応は低下」

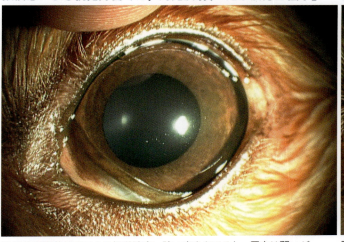

進行性網膜萎縮症による視覚障害。強い光をあてると，反応は弱いが瞳孔の動きがある。

脳神経疾患による視覚障害では，対光反射「－」

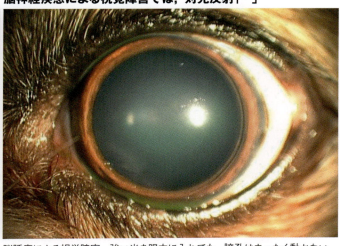

脳腫瘍による視覚障害。強い光を眼内に入れても，瞳孔はまったく動かない。

　動物が高齢の場合には，**虹彩萎縮**※が起こっていないかどうかも確認する。虹彩萎縮が認められ，対光反射の判定が難しい場合には，眼底検査も行い総合的に視覚の有無を判断する。

瞳孔括約筋の断裂

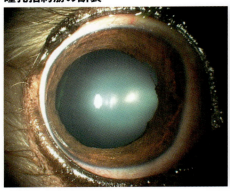

縮瞳が正常にできなくなる。

瞳孔散大筋の断裂

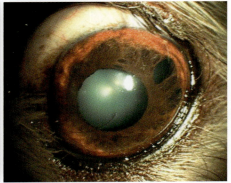

散瞳が正常にできなくなる。

※虹彩萎縮
加齢により瞳孔括約筋および瞳孔散大筋が縦断裂し，縮瞳および散瞳が正常にみられなくなる状態。トイ・プードルなどが好発犬種である。

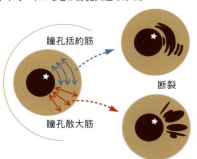

第2部　鑑別診断の手順と実際

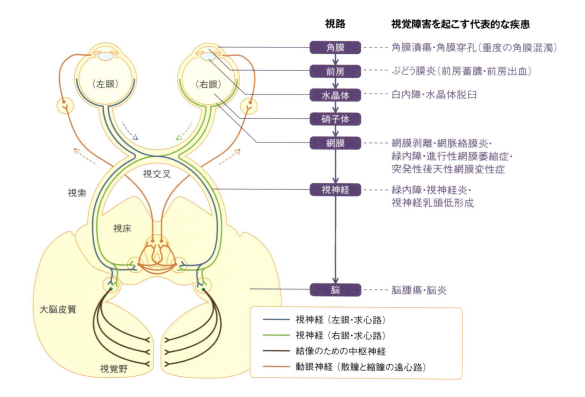

図 5-1 「眼が見えない」・「眼が見えにくい」症例の視路の部位別原因疾患
これらはあくまで代表的な疾患であり，複数の疾患が併発している場合もあるため，注意して診断する。

❷眼科検査で障害部位と原因疾患を絞り込む

視覚は視路が正常に機能することで維持される。視路のどこか1カ所に異常が生じると，視路としての機能が正常にはたらかず，視覚障害となる。視路には眼球のみではなく脳神経も含まれるため，眼疾患以外に，視覚障害を起こす脳神経疾患についても理解しておく必要がある（図5-1）。

視覚障害を引き起こす疾患には脳神経疾患が含まれるため，眼科検査以外に頭部CT・MRI検査などの追加検査が必要になる場合がある。

> 視覚障害がみられるということは，視路のどこかに異常があるということ。視路を十分に理解し，どこに異常があるのかを探ることを方針として診断を進める必要がある。

基本の検査
1. 基礎神経学的検査
   ・眼瞼反射
   ・威嚇反射
   ・対光反射
   ・眩目反射
2. 涙液量検査（シルマーティアテスト）
3. 眼圧検査
4. スリットランプ検査
5. 眼底検査

追加検査
1. 血液検査（全血球計算，血液化学検査，抗原・抗体検査など）
2. 眼球超音波検査
3. 頭部CT・MRI検査

特殊検査
1. 網膜電図検査

第5章 眼が見えていない Blindness
Let's study basics | 眼が見えないらしい症例がきました。さあ，どうする？

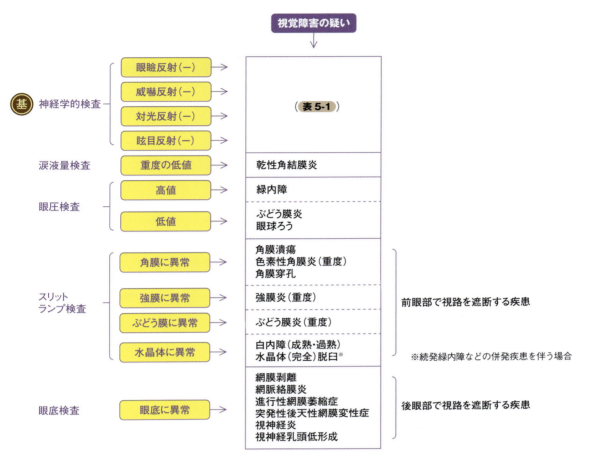

図5-2 眼が見えていないときの検査結果の対応チャート図

「眼が見えない」・「眼が見えにくい」症例の診断では，視路のどこに異常があるのかを見極めるため，眼科検査以外に脳神経系の検査が必要である。どの部位にどの検査が適切であるのかを理解しておく必要がある。

POINT 4　　　眼底の違いを見分ける

後眼部の6つの疾患は眼底像で鑑別する

眼底に異常が認められた場合には，図5-2で示したとおり，後眼部で視路を遮断する6つの疾患が疑われる。これらの疾患は，眼底像をもとに鑑別する（表5-2）。

表 5-2 網膜疾患・視神経疾患の眼底像の違い　タペタム領域の色は個体によって異なる。
（炎症性疾患）

疾患	眼底像	鑑別のポイント・診断方法	疾患の特徴
網膜剥離	**裂孔原性網膜剥離** 網膜が視神経乳頭を支点（▶）にしてカーテン状に垂れ下がっているのが確認できる **胞状網膜剥離** 網膜が視神経乳頭（▶）を中心に風船のように膨らんでいるのが確認できる	・眼底検査で剥がれた網膜が確認できる ・出血などを伴う場合は眼球超音波検査を実施する	・網膜色素上皮から神経網膜が剥がれた状態をいう 犬…感染症，高血圧，ぶどう膜炎などに起因し，好発犬種はシー・ズーである 猫…感染症を原因とする網脈絡膜炎などから続発することが多いが，腎不全や甲状腺機能亢進症などに伴う高血圧が原因のこともある
網脈絡膜炎	 タペタム領域に斑状の出血や，部分的な網膜剥離に伴う網膜血管の蛇行を認める	・眼底検査でタペタム領域の出血や部分的な網膜剥離，ノンタペタム領域の脱色素などを認める	・ぶどう膜炎が原因である 犬…感染症，腫瘍，免疫介在性疾患，外傷などに起因する（代表例はぶどう膜皮膚症候群） 猫…感染症，高血圧（腎不全，甲状腺機能亢進症など）に起因する
視神経炎	 視神経乳頭の周囲が発赤し（▶），細かな出血を認める	・眼底検査で視神経乳頭の発赤・腫脹を認める	犬…壊死性髄膜脳炎，肉芽腫性髄膜脳脊髄炎，感染症に起因する 猫…感染症でときどきみられるが，犬に比べてまれである

第5章 眼が見えていない *Blindness*
Let's study basics | 眼が見えないらしい症例がきました。さあ，どうする？

表 5-2 のつづき
（非炎症性疾患）

疾患	眼底像	鑑別のポイント・診断方法	疾患の特徴
進行性網膜萎縮症	 網膜血管が細く，視神経乳頭が白く退色（▶）している	・特徴的な所見として，眼底検査でタペタム領域の反射亢進，網膜血管の狭細化，視神経乳頭の萎縮を認める ・網膜電図検査※で電位が消失している（確定診断）	・遺伝性疾患である ・犬・猫ともにみられるが，犬のほうが多い
突発性後天性網膜変性症	 ほぼ正常に近いが，網膜血管が軽度に細く，タペタム領域の反射亢進を認める	・発症時の眼底所見は正常であるが，網膜電図検査※で電位が認められないことが特徴である（確定診断）	・犬で突然視覚喪失を発症する ・網膜の視細胞が死滅する疾患であるが原因は不明である
視神経乳頭低形成	 正常に比べて視神経乳頭がかなり小さく（▶），乳頭に血管がほとんど認められない	・神経学的検査で威嚇反射，対光反射，眩目反射がすべて（−）	・先天性疾患であり，視神経乳頭が形成されていない状態をいう

※網膜電図検査は眼科診療専門施設で実施可能である。

Let's challenge!

> 眼が見えてない症例がやってきた！

実際の症例で鑑別してみよう

　以上の「眼が見えていない」症例における基本的な鑑別診断の手順をふまえて，実際の症例で診断を進めてみよう。

CASE 15 ミニチュア・ダックスフンド，3歳，去勢済み雄。眼が見えていない様子で，壁などにぶつかるようになった。

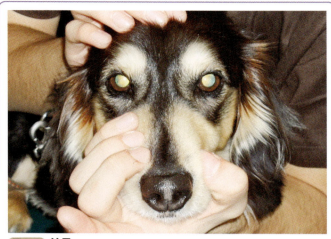

図5-3 外見
両眼ともに瞳孔がやや開き気味で，焦点が定まっていない様子。

Q1 問診と視診（図5-3，図5-4）から，視覚障害は疑われるだろうか？ それは片眼・両眼どちらだろう？ また，眼球の位置や大きさ，眼以外の症状など，ほかに顕著な異常所見があればあげてみよう。

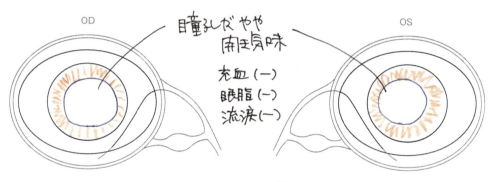

図5-4 視診のカルテ OD：右眼，OS：左眼

A1 ものにぶつかることや，両眼に軽度の散瞳がみられることから，**両眼の視覚障害**が疑われる。動物では，片眼のみの視覚障害の場合には運動・行動に大きな変化が認められないことが多い。壁やものにぶつかったり，段差から落ちたり，ものの場所がわからないなどの症状は，両眼の視覚喪失を表している。

Q2 視覚障害が疑われるため，どこに異常があるのかを推測すべく，まずは神経学的検査を行った。その結果を表5-3に示す。眼・眼神経・脳のうち，どの領域に障害が生じているのか，表5-1（p.130）に照らし合わせて考えてみよう。

表5-3 CASE 15 の神経学的検査の結果

検査項目 基	結果	
	右眼	左眼
眼瞼反射	＋	＋
威嚇反射	－	－
対光反射（直接/間接）	＋だが低下/＋だが低下	＋だが低下/＋だが低下
眩目反射	－	－

第5章 眼が見えていない Blindness
Let's challenge! 実際の症例で鑑別してみよう ■CASE 15

A2 威嚇反射・眩目反射（−），対光反射（＋だが低下）という結果を 表5-1 に照らし合わせると，障害が生じている部位は眼であり，眼疾患により視覚障害が起こっていると推測できる。

Q3 さらに障害部位を絞り込むため，基本の眼科検査を行った。その結果を 表5-4，図5-5 〜 図5-8 に示す。このなかで，とくに問題にしなければならない所見はどれか，チェック☑を入れてみよう。また，この症例の問題点をピックアップしてみよう。

表5-4 CASE 15 の眼科検査結果

検査項目 基	結果 右眼	結果 左眼
涙液量検査（STT）（mm/分）	☐ 16	☐ 15
眼圧検査（mmHg）	☐ 10	☐ 10
スリットランプ検査（図5-5 図5-6）	☐ 異常なし	☐ 異常なし
角結膜染色検査（F，RB）	☐ −	☐ −
眼底検査（図5-7 図5-8）	☐ ・視神経乳頭の萎縮 ☐ ・網膜血管の狭細化 ☐ ・タペタム領域の反射亢進	☐ ・視神経乳頭の萎縮 ☐ ・網膜血管の狭細化 ☐ ・タペタム領域の反射亢進

STT：シルマーティアテスト　　F：フルオレセイン染色　　RB：ローズベンガル染色

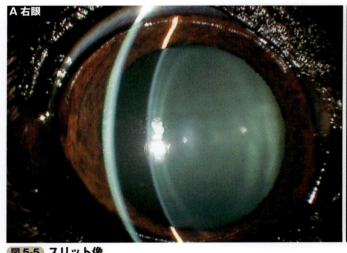
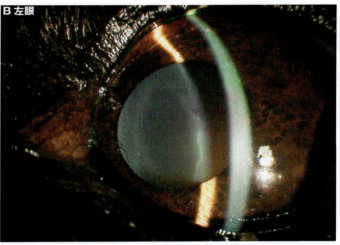

図5-5 スリット像
両眼ともに瞳孔の動きは認められるが，反応が弱い。右眼を先に検査しているため，写真では左眼のほうが縮瞳している。正常時に瞳孔の左右不対称は認められなかった。

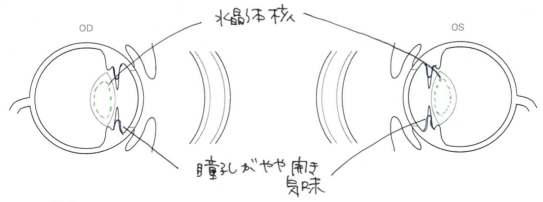

図5-6 スリットランプ検査のカルテ　OD：右眼，OS：左眼

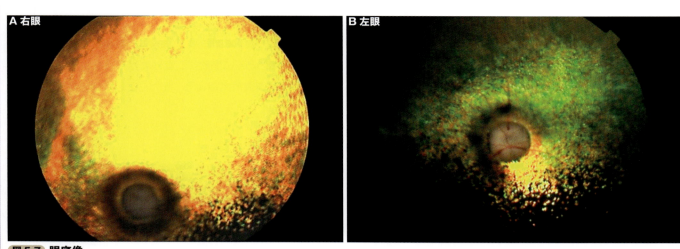

図 5-7 眼底像
両眼ともに視神経乳頭が灰色に変色し，網膜の血管が糸状に細くなっている。右眼はタペタム領域の反射が亢進している。

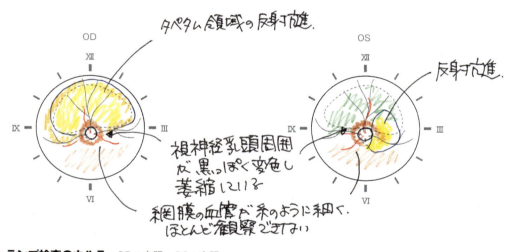

図 5-8 スリットランプ検査のカルテ　OD：右眼，OS：左眼

A3 答えは 表5-5 のとおり。問題点は，眼底検査で認められた網膜の変性所見（視神経乳頭の萎縮，網膜血管の狭細化，タペタム領域の反射亢進）である。

表5-5 CASE 15 の問題点

検査項目	結果 右眼	左眼
涙液量検査(STT)（mm/分）	□ 16	□ 15
眼圧検査(mmHg)	□ 10	□ 10
スリットランプ検査（図5-5 図5-6）	□ 異常なし	□ 異常なし
角結膜染色検査(F，RB)	□ －	□ －
眼底検査（図5-7 図5-8）	☑・視神経乳頭の萎縮 ☑・網膜血管の狭細化 ☑・タペタム領域の反射亢進	☑・視神経乳頭の萎縮 ☑・網膜血管の狭細化 ☑・タペタム領域の反射亢進

STT：シルマーティアテスト　　F：フルオレセイン染色　　RB：ローズベンガル染色

第5章 眼が見えていない Blindness
Let's challenge! 実際の症例で鑑別してみよう ■ CASE 15

Q4 以上の問題点を 図5-2 (p.133) と 表5-2 (p.134〜135)に照らし合わせて，視覚障害の原因として最も強く疑われる疾患は何か，考えてみよう。

A4 図5-2 からピックアップすると……

```
                            視覚障害の疑い
                                 ↓
                         ┌──────────────┐
                         │ 網膜剥離      │
眼底検査 → 眼底に異常  → │ 網脈絡膜炎    │ ┐
                         │ 進行性網膜萎縮症│ ├ 後眼部で視路を遮断する疾患
                         │ 突発性後天性網膜変性症│
                         │ 視神経炎      │
                         │ 視神経乳頭低形成│
                         └──────────────┘
```

上記の6つの疾患のいずれかが起こっていると考えられる。眼底像で視神経乳頭の萎縮，網膜血管の狭細化，タペタム領域の反射亢進という特徴的な所見が認められることから，**進行性網膜萎縮症**に絞られる。

Q5 進行性網膜萎縮症が疑われた場合，それを確定診断できる検査は何だろう？

A5 特殊検査 ㊙ の**網膜電図検査**である。網膜電図検査を行ったところ，両眼ともに電位変化がほとんど消失していた（図5-9）。以上より，進行性網膜萎縮症と確定診断できる。

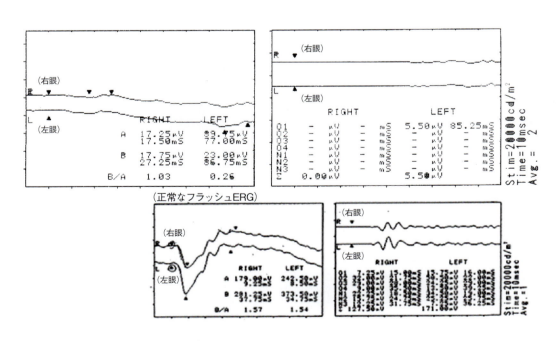

図5-9 CASE 15 の網膜電図（ERG）
上段が CASE 15，下段が正常な個体のもの。途中でフラッシュ光を眼にあてているが，CASE 15 は両眼とも正常な電位変化がみられず，視細胞がほぼ反応していない（またはほぼ存在しない）ことがわかる。

ESSENTIAL

進行性網膜萎縮症の診断と治療

■**進行性網膜萎縮症とは**

　進行性網膜萎縮症は，犬と猫でみられる遺伝性・進行性・両眼性の網膜疾患である．網膜の視細胞である杆体細胞の変性から始まり，夜盲症状を発症し，次いで錐体細胞が変性して視覚喪失に至る．若齢で発症することが多いが，中高齢で発症する遅発型もある．

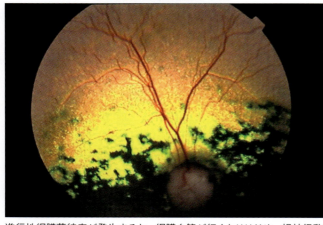

進行性網膜萎縮症が発生すると，網膜血管が細くなりはじめ，視神経乳頭が萎縮し，網膜も変性して薄くなる．網膜の菲薄化により，その後ろに存在するタペタム層の反射が亢進してみえるようになる．

■**続発する白内障**

　進行性網膜萎縮症は，続発症として白内障を引き起こすことがある．これは，網膜から過酸化脂質が分泌されることが原因と考えられている．視覚喪失の症例のなかには，白内障による視覚喪失と判断され，白内障手術を希望して来院する例が少なくないが，適切な検査の結果，根本の原因は進行性網膜萎縮症であることがわかる場合がある．進行性網膜萎縮症による白内障は，視覚回復の可能性がなく白内障手術の適応外であるため，注意が必要である．

　進行性網膜萎縮症による視覚喪失と，白内障（続発症ではなく一次性）による視覚喪失は，神経学的検査，眼底検査（観察可能な場合），網膜電図検査で鑑別する（**表5-6**）．

第5章 眼が見えていない Blindness
Let's challenge! 実際の症例で鑑別してみよう ■ CASE 15

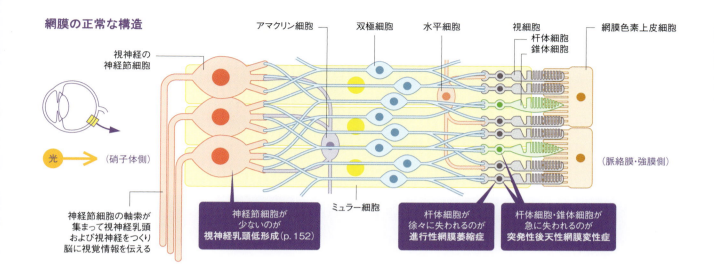

網膜の正常な構造

表5-6 白内障による視覚喪失と進行性網膜萎縮症による視覚喪失の違い

眩目反射に大きな違いがある。また，瞳孔をよく観察すると，進行性網膜萎縮症の症例は同じ条件の室内光下でやや散瞳していることがわかる。確定診断は網膜電図検査を行うべきである。

検査項目		進行性網膜萎縮症による視覚喪失	白内障による視覚喪失
視診		やや散瞳している。	散瞳気味になることはない。本症例は両眼性の白内障。
神経学的検査	威嚇反射	−	−
	対光反射(直接/間接)	+だが低下/+だが低下	+/+
	眩目反射	−	+
網膜電図検査		電位変化がほぼ消失	正常

■治療

進行性網膜萎縮症は遺伝性・進行性の網膜疾患であり，現在のところ**有効な治療方法はない**。栄養補助としてアスタキサンチンやビタミンEなどの抗酸化物質を含んだサプリメントを使用するのもよいが，これらは視覚回復などの治療効果を望める薬剤ではない。視覚を喪失した動物に対して行えることは，主に次の2点である。

①遺伝性疾患であるため，繁殖に使用しないように強く指導する
②生活環境の整え方を指導する
・動物がいままで生活してきた空間を大きく変えないようにする(家具の配置，食事やトイレの場所など)
・体をぶつけることによる外傷を予防する(クッション材など)

141

CASE 16　パピヨン，11歳7カ月齢，避妊済み雌。約2カ月前から両眼が見えなくなり，歩くことができなくなった。意識もぼうっとしてはっきりしない様子。かかりつけの動物病院で副腎皮質ステロイド薬を処方され，ふらふらしながらも少し歩けるようになったが，見えるまでには戻っていない。眼が見えないことと歩けないことの原因の精査を希望して来院した。

Q1　問診と視診（図5-10，図5-11）から，視覚障害は疑われるだろうか？　それは片眼・両眼どちらだろう？　また，ほかに顕著な異常所見があればあげてみよう。

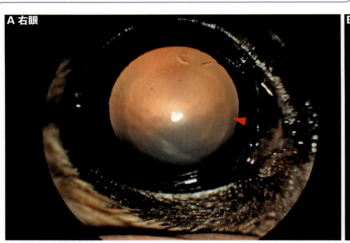
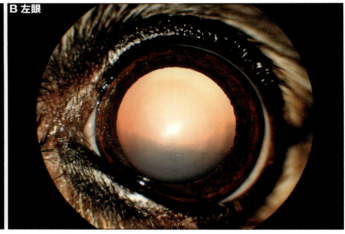

図5-10 前眼部
両眼ともに散瞳し，瞳孔は動かなかった。また，水晶体の核が軽度に混濁している（▶）。

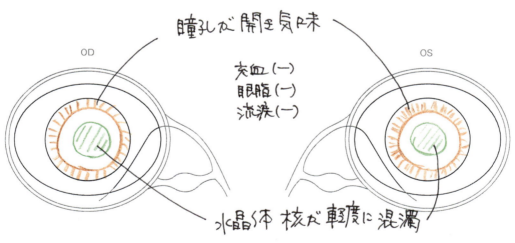

図5-11 前眼部の視診のカルテ　OD：右眼，OS：左眼

A1　稟告および両眼の散瞳所見から，**両眼の視覚障害**が疑われる。また，「歩けなくなった」という症状がみられることから，視覚障害のほかに**運動障害**も起こっていると考えられる。この場合，併発疾患の組み合わせとしては次の3パターンがある。

①眼疾患による視覚障害　と　運動器疾患による運動障害
②眼疾患による視覚障害　と　脳神経疾患による運動失調
③脳神経疾患による視覚障害・運動失調

第5章 眼が見えていない Blindness
Let's challenge! 実際の症例で鑑別してみよう ■ CASE 16

Q2 まずは視覚障害について，どこに異常があるのかを推測すべく神経学的検査を行った。その結果を表5-7に示す。眼・眼神経・脳のうち，どの領域に障害が生じているのか，表5-1（p.130）に照らし合わせて考えてみよう。

表5-7 CASE 16 の神経学的検査の結果

検査項目 基	結果 右眼	結果 左眼
眼瞼反射	＋	＋
威嚇反射	−	−
対光反射（直接/間接）	−/−	−/−
眩目反射	−	−

A2 威嚇反射（−）・対光反射（−）・眩目反射（−）という結果を表5-1に照らし合わせると，脳神経疾患により視覚障害が起こっており，障害が生じている部位は視神経であると推測できる。

Q3 さらに障害部位を絞り込むため，基本の眼科検査を行った。その結果を表5-8，図5-12～図5-14に示す。このなかで，とくに問題にしなければならない所見はどれか，チェック☑を入れてみよう。また，この症例の問題点をピックアップしてみよう。

表5-8 CASE 16 の眼科検査結果

検査項目 基	結果 右眼	結果 左眼
涙液量検査（STT）（mm/分）	☐ 18	☐ 21
眼圧検査（mmHg）	☐ 16	☐ 15
スリットランプ検査（図5-12）	☐ 水晶体が軽度に混濁	☐ 水晶体が軽度に混濁
角結膜染色検査（F，RB）	☐ −	☐ −
眼底検査（図5-13 図5-14）	☐ 脈絡膜血管が透見できる	☐ 脈絡膜血管が透見できる

STT：シルマーティアテスト　F：フルオレセイン染色　RB：ローズベンガル染色

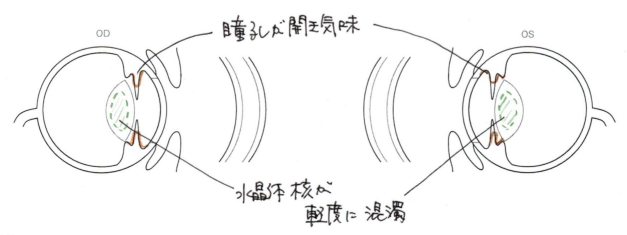

図5-12 スリットランプ検査のカルテ　OD：右眼，OS：左眼

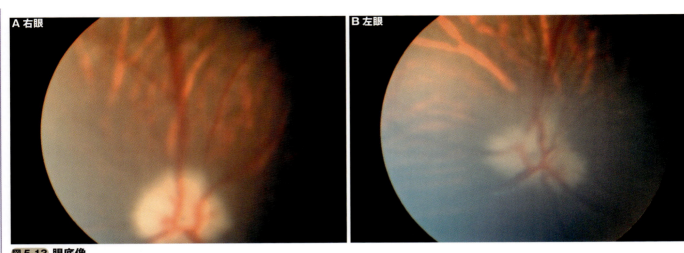

図 5-13 眼底像
両眼ともに眼底に異常は認められない。

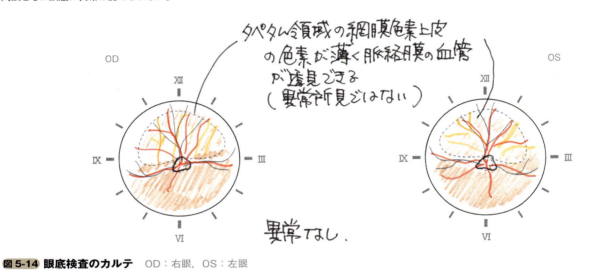

図 5-14 眼底検査のカルテ OD：右眼，OS：左眼

| A3 | 眼科検査では顕著な問題点はみられない。なお，網膜血管の後ろに脈絡膜血管が観察されるが，その太さ・走行・密度に異常はない。脈絡膜血管が観察されること自体は異常ではなく，生理的に網膜色素上皮細胞の色素が少ない個体ではこのようにみえる。|

第5章 眼が見えていない Blindness
Let's challenge! 実際の症例で鑑別してみよう ■ CASE 16

Q4 眼疾患ではないことの確定診断のため，また運動器疾患・脳神経疾患の鑑別診断および確定診断のためには，どのような検査が必要か考えてみよう。

A4 次の検査を行うのがよい。

① 網膜疾患に伴う視細胞変性による視覚障害を鑑別・除外するための**網膜電図検査** 特
② 運動器疾患による歩行異常を鑑別・除外するための**触診およびＸ線検査による筋骨格系検査** 追
③ 脳神経疾患の鑑別診断・確定診断のための**頭部MRI検査** 追

Q5 追加検査の結果は，次のとおりである。視覚障害および運動障害の原因として最も強く疑われる疾患は何か，最終的な診断をしてみよう。

① 網膜電図検査では，両眼ともに正常な電位が認められた（図5-15）。
② 筋骨格系検査を行ったところ，骨折・靭帯損傷などの運動器異常は認められなかった。
③ 頭部MRI検査で，脳に腫瘍病変が認められた（図5-16）。

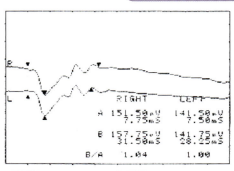 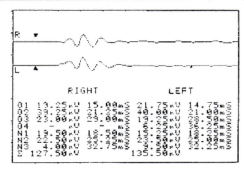

図5-15 CASE 16の網膜電図
上段が右眼，下段が左眼の電位変化（フラッシュERG）。両眼ともに正常な電位が認められる。

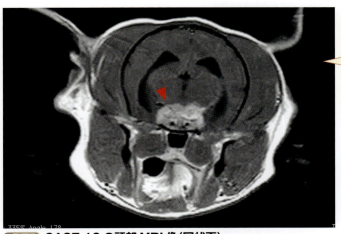

図5-16 CASE 16の頭部MRI像（冠状面）
脳の視神経が通る領域に腫瘍病変（▶）が認められた。

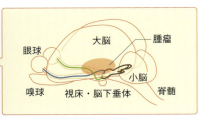

A5 ①より，眼疾患による視覚障害の可能性は除外できる。診断は，③より**脳腫瘍による視覚障害および運動失調**である（髄膜腫の疑い）。治療の選択肢は，脳腫瘍の治療および腫瘍による二次的な症状の改善などである（p.149を参照）。

CASE 17 ラグドール(猫), 11歳3カ月齢, 避妊済み雌。約1カ月前から両眼の視覚喪失と散瞳がみられる。元気がなく食欲不振であるが, 痙攣や旋回運動などの明らかな脳神経症状は認められない。

Q1 問診と視診(図5-17, 図5-18)から, **視覚障害は片眼・両眼どちらだろうか?** また, ほかに顕著な異常所見があればあげてみよう。

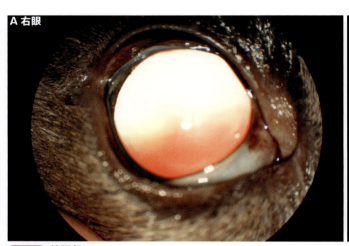
A 右眼

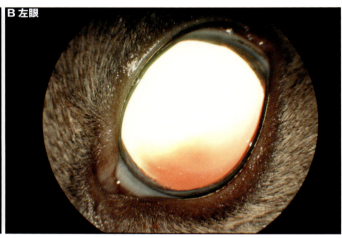
B 左眼

図 5-17 前眼部
両眼ともに瞳孔が完全に散大している。

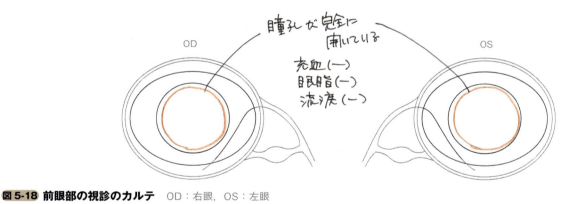

図 5-18 前眼部の視診のカルテ OD：右眼, OS：左眼

A1 稟告で「両眼の視覚喪失と散瞳」が聴取されたことから, **両眼の視覚障害**が疑われる。また, 元気の消失・食欲不振などの**全身状態の低下**に注意したい。全身状態が低下する機序については, 次の3つの可能性が考えられる。

① 両眼の眼疾患による視覚喪失
　　☞ それによる全身状態の低下
② 脳神経疾患　☞ 全身状態の低下・視覚喪失
③ 全身性疾患　☞ 全身状態の低下・視覚喪失

Q2 視覚障害について, どこに異常があるのかを推測すべく神経学的検査を行った。その結果を 表5-9 に示す。**眼・眼神経・脳のうち, どの領域に障害が生じているのか,** 表5-1 (p.130)に照らし合わせて考えてみよう。

表 5-9 CASE 17 の神経学的検査の結果

検査項目	結果	
	右眼	左眼
眼瞼反射	+	+
威嚇反射	−	−
対光反射(直接/間接)	−/−	−/−
眩目反射	−	−

第5章 眼が見えていない Blindness
Let's challenge! 実際の症例で鑑別してみよう ■ CASE 17

A2 威嚇反射(−)・眩目反射(−)・対光反射(−)という結果を 表5-1 に照らし合わせると、脳神経疾患により視覚障害が起こっており、障害が生じている部位は視神経であると推測できる。

Q3 さらに障害部位を絞り込むため、基本の眼科検査を行った。その結果を 表5-10, 図5-19, 図5-20 に示す。このなかで、とくに問題にしなければならない所見はどれか、チェック☑を入れてみよう。また、この症例の問題点をピックアップしてみよう。

表5-10 CASE 17の眼科検査結果

検査項目 基	結果 右眼	結果 左眼
涙液量検査(STT)(mm/分)	☐ 19	☐ 22
眼圧検査(mmHg)	☐ 18	☐ 19
スリットランプ検査	☐ 異常なし	☐ 異常なし
角結膜染色検査(F, RB)	☐ −	☐ −
眼底検査(図5-19 図5-20)	☐ ・軽度の視神経乳頭腫脹 ☐ ・脈絡膜血管が透見できる	☐ ・軽度の視神経乳頭腫脹 ☐ ・脈絡膜血管が透見できる

STT：シルマーティアテスト　　F：フルオレセイン染色　　RB：ローズベンガル染色

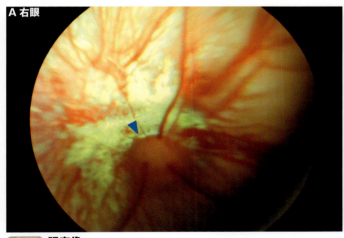
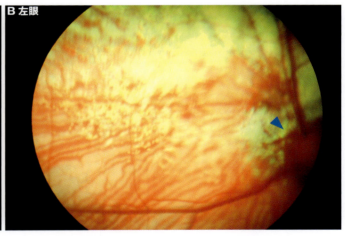

図5-19 眼底像
両眼ともに視神経乳頭周辺が赤く浮腫を起こしているようにみえる(▶)。なお、網膜色素上皮の色素が少ないため、背景に脈絡膜の血管(放射状に走行する多数の細い血管)がみえている。

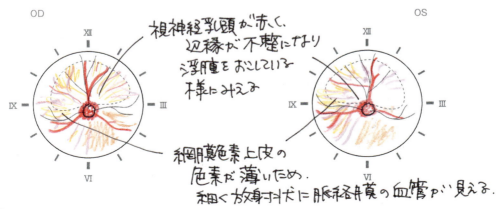

図5-20 眼底検査のカルテ　OD：右眼，OS：左眼

A3　答えは**表5-11**のとおり。問題点は**両眼の軽度の視神経乳頭腫脹**である。CASE 16のA3でも記したとおり，脈絡膜血管が透見できることは異常ではない。みえている脈絡膜血管の走行・太さ・数も異常ではない。

表5-11 CASE 17 問題点　赤い文字で示す所見が問題点。

検査項目	結果 右眼	結果 左眼
涙液量検査（STT）(mm/分)	☐ 19	☐ 22
眼圧検査（mmHg）	☐ 18	☐ 19
スリットランプ検査	☐ 異常なし	☐ 異常なし
角結膜染色検査（F，RB）	☐ －	☐ －
眼底検査（図5-19　図5-20）	☑ ・軽度の視神経乳頭腫脹 ☐ ・脈絡膜血管が透見できる	☑ ・軽度の視神経乳頭腫脹 ☐ ・脈絡膜血管が透見できる

STT：シルマーティアテスト　　F：フルオレセイン染色　　RB：ローズベンガル染色

Q4　以上の問題点を**図5-2**（p. 133）と**表5-2**（p. 134～135）に照らし合わせて，視覚障害の原因として最も強く疑われる疾患は何か，考えてみよう。

A4　**図5-2**からピックアップすると……

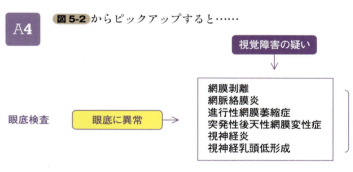

左記の6つの疾患のいずれかが起こっていると考えられる。眼底像で視神経乳頭の腫脹が認められたことから，**視神経炎**に絞られる。

Q5　ただし，視神経炎の原因は，眼球の奥の頭蓋内や視神経の経路に存在することもある。神経学的検査の結果からも脳神経疾患による視神経への障害が疑われていることから，追加検査を行い，頭蓋内を調べるべきである。**追加検査としてどのような検査を行えばよいだろうか？**

A5　**頭部MRI検査**を行う。

第5章 眼が見えていない Blindness
Let's challenge! 実際の症例で鑑別してみよう ■ CASE 17

Q6 頭部MRI検査を行ったところ,脳底に大きな腫瘤が認められ,脳圧が上昇していると推測された(図5-21)。視覚障害の原因として最も強く疑われる疾患は何か,最終的な診断をしてみよう。

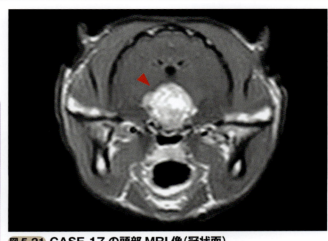

A6 診断は,**下垂体巨大腺腫による視覚障害**である。腫瘤により脳脊髄液循環が遮断され,脳圧が亢進し,視神経乳頭の腫脹が起こっている。

図5-21 CASE 17の頭部MRI像(冠状面)
下垂体の領域にかなり大きな腫瘤が認められる(▶)。また,脳溝が浅く,脳室がかなり狭小化していることから,脳圧が上昇しているとみられる。

ESSENTIAL

脳腫瘍による視覚障害の治療

■視覚障害を引き起こす脳神経疾患

視覚障害を引き起こす主な脳神経疾患を表5-12に示す。

> 視覚喪失を引き起こす脳神経疾患は,疾患によって影響が及ぶ部位が異なる。確定診断にはMRI検査を行う必要がある。

表5-12 視覚障害を引き起こす主な脳神経疾患

疾患		影響を受ける主な部位
脳腫瘍		視交叉
脳炎	肉芽腫性髄膜脳脊髄炎(脳型)	視神経
	壊死性髄膜脳炎	大脳皮質視覚野

■治療

脳腫瘍による視覚障害が起こっている場合の治療方針は,次の2つである。

1. 脳腫瘍の治療を行う
   - 放射線治療
   - 化学療法
   - 脳腫瘍切除術(適応症例や実施可能な施設は限られる)
2. 脳腫瘍による二次的な症状の治療を行う
   - 脳圧亢進など ☞ イソソルビド(イソバイド®),副腎皮質ステロイド薬(プレドニゾロン)の全身投与

CASE 18 トイ・プードル，7歳，雄。てんかん様発作を主訴に来院し，脳神経疾患が疑われたことから飼い主が頭部MRI検査などの精査を希望した。神経学的検査を実施したところ，右眼の視覚喪失があることがわかり，眼科検査の必要性が生じた。

Q1 問診と視診（図5-22，図5-23）から，視覚障害は片眼・両眼どちらだろうか？　また，ほかに顕著な異常所見があればあげてみよう。

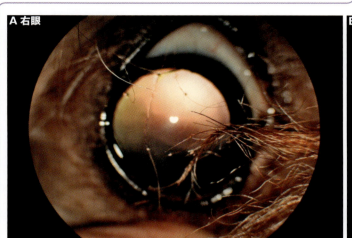
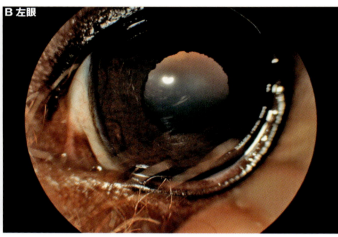

図5-22 前眼部　左眼に比べて右眼の瞳孔が散大している。左眼は軽度の虹彩萎縮が認められるが，瞳孔の動きは正常であった。

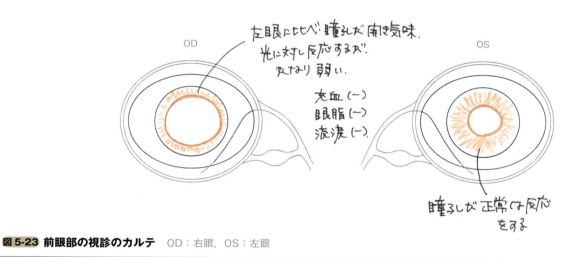

図5-23 前眼部の視診のカルテ　OD：右眼，OS：左眼

A1 稟告および右眼の散瞳所見から，右眼の視覚障害が疑われる。また，てんかん様発作がみられることにも注意したい。

Q2 視覚障害について，どこに異常があるのかを推測すべく，再度神経学的検査を行った。その結果を表5-13に示す。眼・眼神経・脳のうち，どの領域に障害が生じているのか，表5-1（p.130）に照らし合わせて考えてみよう。

表5-13 CASE 18の神経学的検査の結果

検査項目	結果	
	右眼	左眼
眼瞼反射	＋	＋
威嚇反射	－	＋
対光反射（直接／間接）	＋だがかなり弱い／＋	＋／＋だがかなり弱い
眩目反射	－	＋

第 5 章 眼が見えていない Blindness

Let's challenge! | 実際の症例で鑑別してみよう ■ CASE 18

A2 右眼が威嚇反射・眩目反射（−），対光反射が直接・間接ともに（＋）だがかなり弱いという結果を 表5-1 に照らし合わせると，眼疾患により視覚障害が起こっており，障害が生じている部位は眼であると推測できる。

Q3 さらに障害部位を絞り込むため，基本の眼科検査を行った。その結果を 表5-14，図5-24，図5-25に示す。このなかで，とくに問題にしなければならない所見はどれか，チェック☑を入れてみよう。また，この症例の問題点をピックアップしてみよう。

表5-14 CASE 18 の眼科検査結果

検査項目 基	結果 右眼	左眼
涙液量検査（STT）（mm/分）	☐ 22	☐ 21
眼圧検査（mmHg）	☐ 18	☐ 16
スリットランプ検査	☐ 異常なし	☐ 異常なし
眼底検査（図5-24 図5-25）	☐ 視神経乳頭が小さい	☐ 異常なし

STT：シルマーティアテスト

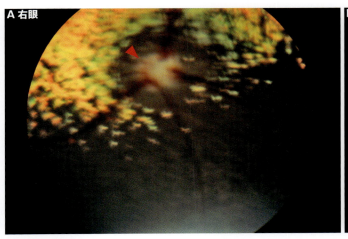
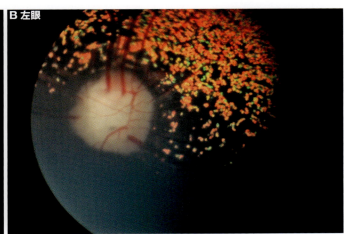

図5-24 眼底像
右眼の視神経乳頭（▶）が左眼に比べて明らかに小さい。

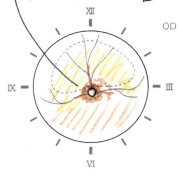
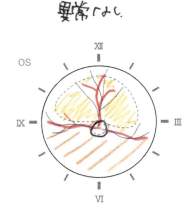

図5-25 眼底検査のカルテ OD：右眼，OS：左眼

A3 　答えは表5-15のとおり。問題点は**右眼の視神経乳頭が小さい**ことである。

表5-15 CASE 18の問題点　　赤い文字で示す所見が問題点。

検査項目	結果 右眼	結果 左眼
涙液量検査（STT）（mm/分）	☐ 22	☐ 21
眼圧検査（mmHg）	☐ 18	☐ 16
スリットランプ検査	☐ 異常なし	☐ 異常なし
眼底検査（図5-24 図5-25）	☑ 視神経乳頭が小さい	☐ 異常なし

STT：シルマーティアテスト

Q4 　以上の問題点を図5-2（p.133）と表5-2（p.134〜135）に照らし合わせて，視覚障害の原因として最も強く疑われる疾患は何か，考えてみよう。

A4 　図5-2からピックアップすると……

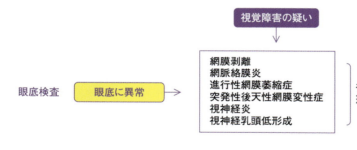

左記の6つの疾患のいずれかが起こっていると考えられる。眼底像で視神経乳頭が小さかったことから，**視神経乳頭低形成**が疑われる。

Q5 　この症例ではてんかん様発作がみられたため頭部MRI検査も行ったが，異常所見は認められなかった。視覚障害の原因として最も強く疑われる疾患は何か，最終的な診断をしてみよう。

A5 　診断は，**視神経乳頭低形成による視覚障害**である。てんかん様発作については，MRI検査で異常はなく特発性てんかんと診断され，右眼の視覚喪失の原因ではないと判断した。

ESSENTIAL

視神経乳頭低形成の診断と治療

■視神経乳頭低形成とは

網膜の神経節細胞（p.141の網膜の構造図を参照）の数が少なく，それに伴って視神経の軸索数も減少し，視神経乳頭が小さくなるものを「**視神経乳頭低形成**」という。視神経乳頭低形成では，視覚障害・喪失，対光反射の消失が認められる。

第5章 眼が見えていない Blindness
Let's challenge! 実際の症例で鑑別してみよう ■ CASE 18

視覚や対光反射が維持されているものは「小乳頭」という。視神経乳頭低形成は遺伝性疾患である。

■ 治療

遺伝性疾患であるため，有効な治療方法はない。飼い主に繁殖に使用せず，生活環境を整えるように指導する（p. 141を参照）。

若齢なのに白内障がみられ精査を希望した症例

ペキニーズ，1歳。若齢であるにもかかわらず，右眼に水晶体の混濁がみられるため（図5-26），精査を希望して紹介来院した。本症例は視覚が維持されていたため，飼い主は白内障以外の眼の異常に気づいていなかった。しかし，先天的な小水晶体，視神経乳頭低形成，第一次硝子体過形成遺残が認められ，多発性眼奇形であることが判明した（図5-27）。

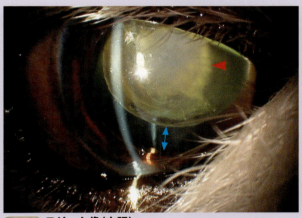

図5-26 スリット像（右眼）
水晶体の低形成（水晶体の辺縁が瞳孔縁よりも小さい ⟷）および核の混濁（▶）が認められる。

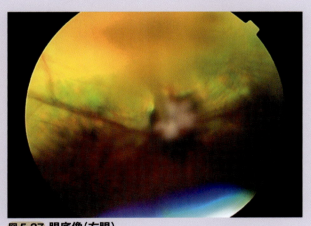

図5-27 眼底像（右眼）
視神経乳頭が小さい。また，視神経乳頭から水晶体後嚢に伸びる第一次硝子体過形成遺残が認められた。

Conclusion
おわりに

「眼が見えない」または「見えにくい」疾患は，眼疾患が原因である場合と，脳神経疾患が原因である場合がある。視路を常に頭のなかに思い描き，どこに異常があるのかを順番に確かめていくと，必ず答えがみえてくる。「脳神経が関連するものは診断が難しい，苦手だ」という話をよく耳にするが，眼でものを見るための経路や，見えなくなる病態などを理解しておけば，神経学的検査も謎解きのようにおもしろくなる。視覚喪失には，生命にかかわる疾患も関連する。確実に「脳か，眼か」という診断を下せるようにしてほしい。

第6章

くらべる
Q&A
誤診しやすい症例を正しく鑑別してみよう
Final Assessment

Introduction

はじめに

　眼疾患には，見た目も臨床症状も非常によく似ているが，診断・治療を誤ると手遅れになる疾患もある。ここでは，よく

似た症状が現れる疾患をいくつかあげ，鑑別のポイントや注意点について解説する。

Let's challenge!

問題1　眼が白い・犬

　CASE 19 と CASE 20 は，どちらも「眼が白くなってきている」という症状で来院した。2症例とも順に検査を進めたところ，次のような結果が得られた。比較しながら鑑別診断を行ってみよう。

STEP 1　問診・視診

　問診で得られた主訴と，前眼部の写真を示す（図6-1，図6-2）。

第6章 くらべるQ&A Final Assessment
Let's challenge! 問題1 眼が白い・犬 ■ CASE 19 & 20

CASE 19　柴犬，6歳，去勢済み雄。約2カ月前から右眼の充血，流涙，眼瞼痙攣がみられるとの主訴で来院した。右眼はどんどん混濁しているという。

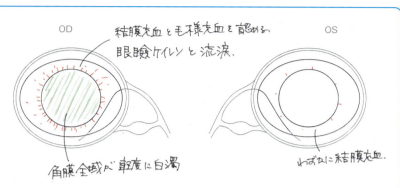

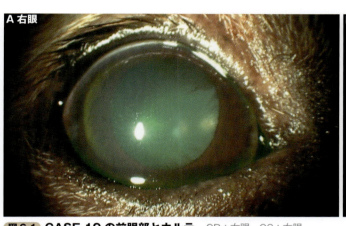

図6-1　CASE 19の前眼部とカルテ　OD：右眼，OS：左眼

CASE 20　柴犬，7歳，避妊済み雌。約3カ月前から右眼の混濁が始まり，1カ月前から左眼も混濁しているとの主訴で来院した。両眼ともに充血が認められるが，眼瞼痙攣や流涙はみられない。

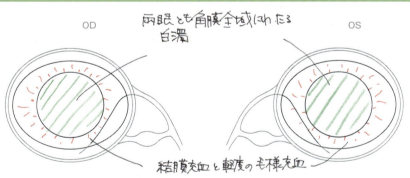

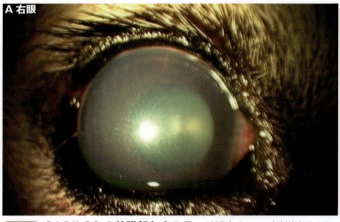

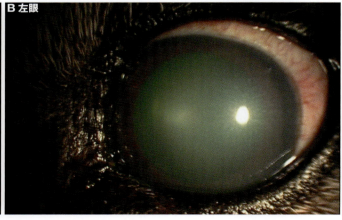

図6-2　CASE 20の前眼部とカルテ　結膜充血および毛様充血も認められた。OD：右眼，OS：左眼

STEP 2 神経反射・涙液量・眼圧・スリット像

得られた所見は以下のとおりである（表6-1～表6-4，図6-3，図6-4）。

CASE 19

表6-1 CASE 19 の神経学的検査・涙液量検査・眼圧検査の結果

検査項目		結果 右眼	結果 左眼
神経学的検査	眼瞼反射	＋	＋
	威嚇反射	－	＋
	対光反射（直接／間接）	－／－	＋／－
	眩目反射	－	＋
涙液量検査（STT）（mm/分）		20	18
眼圧検査（mmHg）		35	25

STT：シルマーティアテスト

表6-2 CASE 19 のスリットランプ検査の結果

部位	結果 右眼	結果 左眼
眼瞼	異常なし	異常なし
角膜	全体的な軽度の混濁・肥厚	異常なし
角結膜染色検査（F，RB）	－	－
前房	前房フレア（＋）	異常なし
虹彩・瞳孔	散瞳	異常なし
水晶体	異常なし	異常なし

F：フルオレセイン染色　　RB：ローズベンガル染色

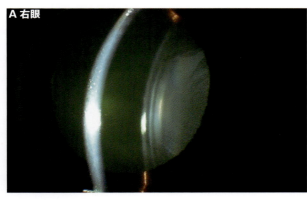
A 右眼

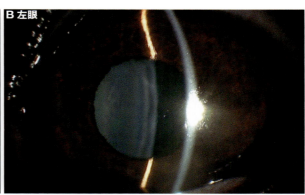
B 左眼

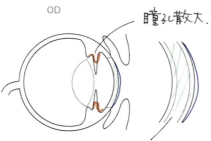

図6-3 CASE 19 のスリット像とカルテ
OD：右眼，OS：左眼

第6章 くらべる Q&A Final Assessment Let's challenge! | 問題1 眼が白い・犬 ■ CASE 19 & 20

CASE 20

表6-3 CASE 20 の神経学的検査・涙液量検査・眼圧検査の結果

検査項目		結果 右眼	左眼
神経学的検査	眼瞼反射	+	+
	威嚇反射	+	+
	対光反射（直接／間接）	+／+	+／+
	眩目反射	+	+
涙液量検査（STT）（mm/分）		13	15
眼圧検査（mmHg）		18	20

STT：シルマーティアテスト

表6-4 CASE 20 のスリットランプ検査の結果

部位	結果 右眼	左眼
眼瞼	異常なし	異常なし
角膜	角膜全域の混濁・肥厚	角膜全域の混濁・肥厚
角結膜染色検査（F, RB）	—	—
前房	異常なし	異常なし
虹彩・瞳孔	中等度の散瞳	中等度の散瞳
水晶体	異常なし	異常なし

F：フルオレセイン染色　　RB：ローズベンガル染色

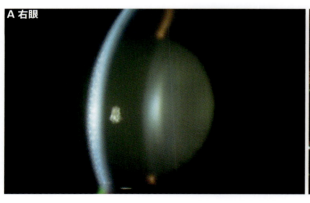
A 右眼

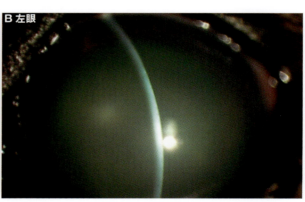
B 左眼

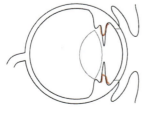
OD

角膜全域が肥厚

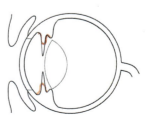
OS

図6-4 CASE 20 のスリット像とカルテ
OD：右眼，OS：左眼

STEP 3 眼底像

眼底検査で得られた所見は以下のとおりである（表6-5，図6-5，図6-6）。

CASE 19

表6-5 CASE 19の眼底検査の結果

部位	結果 右眼	左眼
視神経乳頭	萎縮，乳頭周囲が黒く変色	乳頭周囲が黒く変色
網膜血管	狭細化	異常なし
その他	視神経乳頭周囲のタペタム領域の反射亢進	異常なし

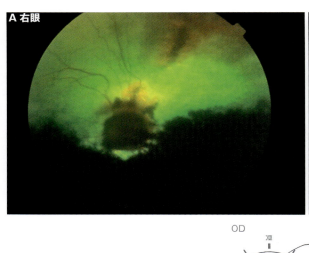
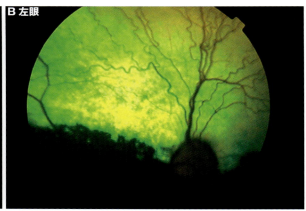
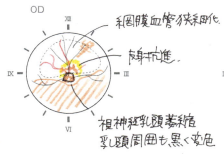

図6-5 CASE 19の眼底像とカルテ
OD：右眼，OS：左眼

第6章 くらべるQ&A Final Assessment Let's challenge! | 問題1 眼が白い・犬 ■ CASE 19 & 20

第2部 鑑別診断の手順と実際

CASE 20　両眼ともに角膜混濁により明瞭に透見できないが，眼底に顕著な異常はみられなかった。

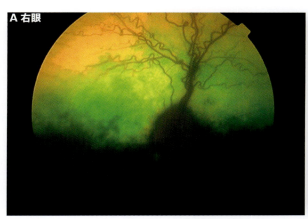
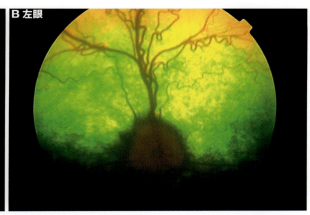

角膜混濁によりはっきり透見できないが大きな異常所見はない。

図6-6 CASE 20 の眼底像とカルテ
OD：右眼，OS：左眼

Q1 以上の検査から，どのような疾患が疑われるだろうか？　検査結果から問題となる所見をとらえ，何が疑われるか，考えてみよう。

CASE 19
問題点：

疑われる
病態・疾患：

CASE 20
問題点：

疑われる
病態・疾患：

Q2 確定診断あるいは除外診断のために，どのような追加検査が必要だろうか？

CASE 19

CASE 20

159

Q3 治療方針を考えてみよう。

CASE**19**

_____

_____

_____

CASE**20**

_____

_____

_____

CORRECT ANSWER

問 題 1 の 診 断 の 導 き 方 と 正 解

A1 **❶症例の情報からわかることは?**

　犬種特異的な疾患をまず考えよう。CASE 19も CASE 20も柴犬であるが, **柴犬は原発緑内障の好発犬種である**ことを思い出してほしい。

❷問診・視診からわかることは?

　問診も重要な情報源である。2つの症例の大きな違いに気づこう。

CASE**19**　右眼に流涙と眼瞼痙攣の症状がみられることから, **痛みを伴う疾患**であるとわかる。**角膜が全体的に混濁**し, かつ痛みを伴う疾患を考える。

　　　　　・角膜障害
　　　　　・緑内障

CASE**20**　約3カ月と経過が長く, 両眼に角膜混濁が現れているが, **痛みの症状はみられない**。このことから, **両眼に角膜混濁**が起こる疾患を考える。

・両眼性に発生する眼疾患
・眼に症状が現れる全身性疾患

❸神経反射・涙液量・眼圧からわかることは?

CASE**19**　右眼は神経学的検査で異常がみられ, 第5章 p.130の **表5-1** に照らし合わせると**視神経の異常により視覚喪失**が引き起こされたと考えられる。また, **眼圧上昇**も認められる。

CASE**20**　**軽度の涙液減少**が認められる。

❹スリット像からわかることは?

CASE**19**　右眼の角膜の軽度肥厚・染色検査(−), 前房フレア

CASE**20**　両眼の角膜全体の肥厚・染色検査(−)

　以上の結果から, どちらの症例も角膜混濁・肥厚を認めるが, 染色検査では異常が認められないことから, 眼表面から始まった角膜障害ではないことがわかる。また, どちらの症例も結膜充血と毛様充血が認められたことからも, **眼内もしくは眼内に近い部位に異常が存在する**と考えられる。CASE 19は前房フレアがみられたため, ぶどう膜炎も起こしていると考えられる。

第6章 くらべるQ&A Final Assessment
Let's challenge! 問題1 眼が白い・犬 ■ CASE 19 & 20

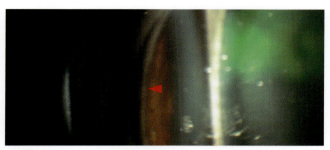

図6-7 CASE 19の隅角像（左眼）
櫛状靱帯がほとんど形成されておらず，房水の流出路が狭い（▶）。

❺ 眼底像からわかることは？

CASE19　視神経乳頭の萎縮，網膜血管の狭細化，タペタム領域の一部の反射亢進，左眼の視神経乳頭の変色（黒色化）が始まっていることから，**緑内障**が強く疑われる。

CASE20　眼底はほぼ正常な状態であることから，CASE 19と異なり**緑内障の可能性は低い**ことがわかる。

以上から，CASE 19は緑内障であることが推測される。CASE 20は，眼表面の症状がCASE 19と似ているが本当に緑内障ではないのか，ほかに原因があるのかなど，さらに検査を行い，診断を進める必要がある。

A2 ❶ 必要な検査とは？

正解： 2症例ともに**隅角検査**

特殊検査（特）である隅角検査は，原発緑内障を評価するうえで有用である。柴犬は原発緑内障の好発犬種であることからも，確定診断のための隅角検査を行いたい。

CASE19　右眼は，角膜混濁により隅角が明瞭に観察できなかった。しかし，左眼（異常所見がないほう）の隅角を観察したところかなりの狭隅角であったことから（図6-7），右眼は**原発緑内障**であると推測された。

CASE20　両眼ともに，角膜混濁により隅角は観察不可能であった。

❷ CASE 20の診断方針は？

CASE 20は，両眼の角膜混濁と，中等度の散瞳がみられることから，緑内障と間違われやすいが，次のような理由により**角膜疾患**であると推測できる。

- 基礎神経学的検査で異常を認めないこと
- 眼圧が正常範囲内であること
- 眼底がほぼ正常であること
- 眼圧上昇による角膜混濁は，眼圧が約45 mmHg以上でないと起こらないこと
- ぶどう膜炎（前房フレア）など，眼内の炎症所見が認められないこと
- 軽度の涙液減少を認めるが，角膜混濁や乾性角結膜炎が起こるほどではないこと

角膜の異常が全身性疾患に起因している可能性もあるため，**追加検査として血液検査**が必要である。血液検査を実施したところ，全身性疾患を疑う所見は認められなかった。このことから，CASE 20は**角膜内皮ジストロフィー**による角膜混濁であると診断できる。中等度の散瞳がみられたが，対光反射に異常はみられず，興奮しやすい個体であることが影響していたと考えられた。

❸ 最終的な診断は？

CASE19　原発緑内障
CASE20　角膜内皮ジストロフィー

A3 ❶ CASE 19の治療方針は？

右眼は眼瞼反射以外の神経反射が消失しており視覚回復が望めないため，眼球摘出術またはシリコンインプラント挿入術の適応になる。左眼は今後の原発緑内障の発生に注意し，経過観察を行う。

❷ CASE 20の治療方針は？

内皮障害により二次的に角膜上皮びらん・潰瘍が発生するおそれがあるため，予防としてヒアルロン酸点眼液を1日3回程度点眼する。

問題2　眼が白い・猫

CASE 21とCASE 22はどちらも猫で、「眼が白い」という症状で来院した。2症例とも順に検査を進めたところ、次のような結果が得られた。比較しながら鑑別診断を行ってみよう。

STEP 1　問診・視診

問診で得られた主訴と、外見および前眼部の写真を示す（図6-8～図6-10）。

CASE 21　ロシアンブルー、3歳9カ月齢、避妊済み雌。右眼に白い膜があり、眼をあまり開けたがらないという理由で近くの動物病院を受診した。点眼治療を行ったが改善が認められず、白いものが増殖しているとのことで精査を希望して来院した。

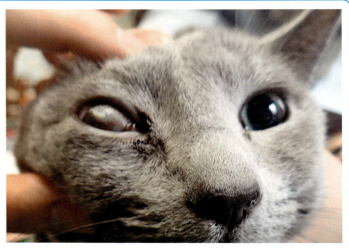

図6-8　CASE 21の外見

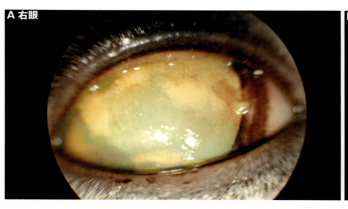
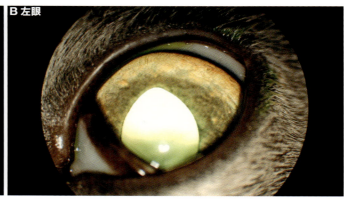
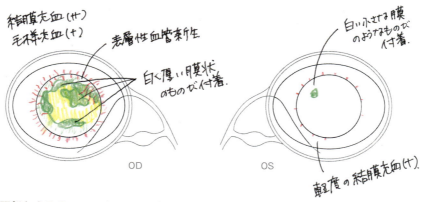

図6-9　CASE 21の前眼部とカルテ　OD：右眼、OS：左眼

第6章 くらべるQ&A Final Assessment
Let's challenge! | 問題2 眼が白い・猫 ■ CASE 21 & 22

CASE 22 スコティッシュフォールド，7歳，避妊済み雌。右眼の眼瞼痙攣を主訴に近くの動物病院を受診した。「角膜に傷ができている」といわれ，ゲンタマイシンとアセチルシステインの点眼などを続けたが改善せず，白濁が広がった。そのほかに薬物名は不明であるが数種類の点眼薬を使用したものの改善せず，左眼にも角膜潰瘍が生じ，こちらも改善しないため精査を希望して来院した。

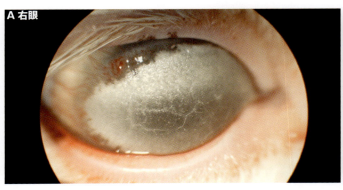
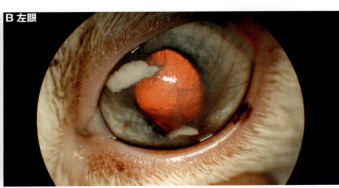
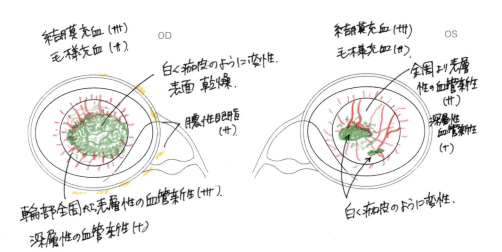

図6-10 CASE 22 の前眼部とカルテ　OD：右眼，OS：左眼

STEP 2 基本の眼科検査

基本の眼科検査をひととおり行った。神経学的検査，スリットランプ検査で得られた所見を以下に示す（表6-6〜表6-9，図6-11，図6-13）。眼底検査では，CASE 21 の左眼のみ透見可能であった（図6-12）。

CASE 21

表6-6 CASE 21 の神経学的検査・眼圧検査の結果

検査項目		結果 右眼	結果 左眼
神経学的検査	眼瞼反射	＋	＋
	威嚇反射	＋	＋
	対光反射（直接／間接）	＋／＋	＋／＋
	眩目反射	＋	＋
眼圧検査（mmHg）		角膜障害のため測定せず	測定せず

表6-7 CASE 21 のスリットランプ検査の結果

部位	結果 右眼	結果 左眼
眼瞼	異常なし	異常なし
角膜	角膜全体の混濁，白色膜様物の付着	11 時の領域に膜様物が付着
角結膜染色検査（F，RB）	＋	－
前房	透見不可	異常なし
虹彩・瞳孔	透見不可	異常なし

F：フルオレセイン染色　　RB：ローズベンガル染色

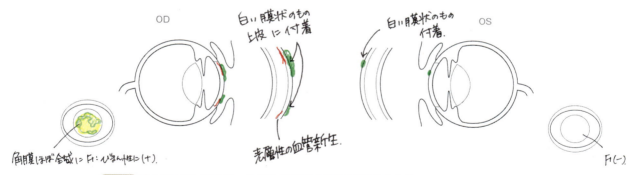

図6-11 CASE 21 のスリットランプ検査と染色検査のカルテ　OD：右眼，OS：左眼，F：フルオレセイン染色

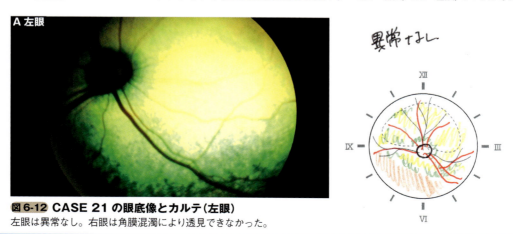

図6-12 CASE 21 の眼底像とカルテ（左眼）
左眼は異常なし。右眼は角膜混濁により透見できなかった。

第6章 くらべるQ&A Final Assessment Let's challenge! 問題2 眼が白い・猫 ■ CASE 21 & 22

CASE 22

表6-8 CASE 22の神経学的検査・眼圧検査の結果

検査項目		結果 右眼	左眼
神経学的検査	眼瞼反射	+	+
	威嚇反射	+	+
	対光反射(直接/間接)	+/+	+/+
	眩目反射	+	+
眼圧検査(mmHg)		角膜障害のため測定せず	角膜障害のため測定せず

表6-9 CASE 22のスリットランプ検査の結果

部位	結果 右眼	左眼
眼瞼	異常なし	異常なし
角膜	角膜上皮が広範囲に痂皮状に変性	10～11時と6時の2カ所が白く変性
角結膜染色検査(F, RB)	+	+
前房	透見不可	角膜混濁により明瞭に透見できない
虹彩・瞳孔	透見不可	角膜混濁により明瞭に透見できない

F：フルオレセイン染色　　RB：ローズベンガル染色

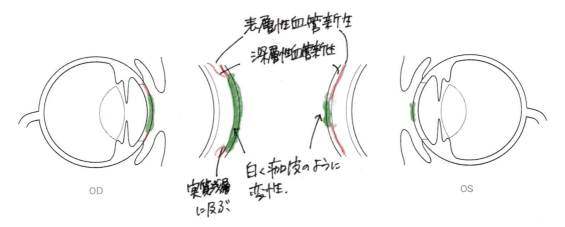

図6-13 CASE 22のスリットランプ検査のカルテ　OD：右眼，OS：左眼

STEP 3 追加検査

どちらの症例も基本の眼科検査のみでは診断は難しいと考えられた。角膜の異常を精査するため，追加検査として角膜の塗抹検査を実施した。

CASE 21 右眼の角膜表面の塗抹検査を行ったところ，好酸球，好中球，上皮細胞などが散見された（図6-14）。

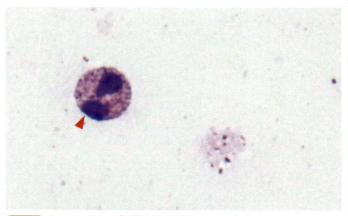

図6-14 CASE 21 の角膜塗抹鏡検像　▶：好酸球

CASE 22 右眼の角膜表面の塗抹検査を行ったところ，上皮細胞と多数の好中球が散見された（図6-15）。

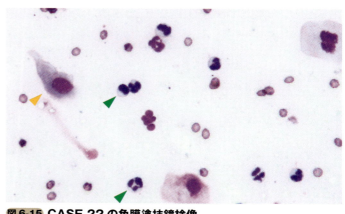

図6-15 CASE 22 の角膜塗抹鏡検像
▶：上皮細胞，▶：好中球

Q1 以上の検査から，どのような疾患が疑われるだろうか？　検査結果から問題となる所見をとらえ，何が疑われるか，考えてみよう。

CASE 21

問題点：

疑われる
病態・疾患：

CASE 22

問題点：

疑われる
病態・疾患：

第**6**章 くらべる**Q & A** *Final Assessment*
Let's challenge! | 問題2　眼が白い・猫 ■ CASE 21 & 22

第**2**部 鑑別診断の手順と実際

Q2 最終的な診断のポイントになる所見は何か？

CASE**21**

_____

CASE**22**

_____

Q3 治療方針を考えてみよう。

CASE**21**

_____

_____

CASE**22**

_____

_____

CORRECT ANSWER

問 題 2 の 診 断 の 導 き 方 と 正 解

A1 **❶症例の情報からわかることは？**
　まずは猫によくみられる疾患を考える。猫では，感染症から角結膜疾患やぶどう膜炎が起こることが多い。

❷問診・視診からわかることは？
どちらの症例も，次の点が問題である。

・**角膜が白く濁っている**こと
・**痛みの症状がある**こと（眼を開けたがらないなど）
・**点眼治療であまり改善しない**

　治療方法が間違っているか，難治性疾患か，などが考えられる。

❸基本の眼科検査の結果からわかることは？
　どちらの症例も神経学的検査で異常を認めないことから，脳神経の異常や視覚喪失はないことがわかる。また，スリットランプ検査では結膜充血，毛様充血，**角膜混濁**，**表層性血管新生**，**深層性血管新生**を認めるが，次の点で特徴が異なる。

CASE**21**　角膜に白い膜のようなものが付着している。
CASE**22**　角膜が広範囲にわたって痂皮のような変性を起こしている。

ここで，猫の代表的な角膜疾患をいくつか思い出してほしい。

・ヘルペス性角結膜炎
・角膜黒色壊死症
・好酸球性角膜炎

角膜黒色壊死症は，黒色痂皮状に角膜組織が壊死するという特徴的な所見が認められるため（**図6-16**），除外できる。したがって，**ヘルペス性角結膜炎**か**好酸球性角膜炎**であることが疑われる。

167

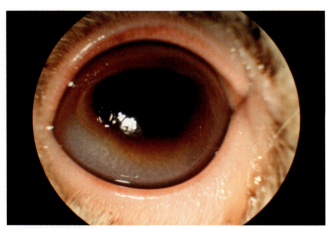

図 6-16 角膜黒色壊死症の症例の前眼部
角膜が黒く変色するのが特徴である。

A2　❶ヘルペス性角結膜炎か好酸球性角膜炎か鑑別のために必要な検査は？

2つの疾患を鑑別するためには，**角膜の塗抹検査**が必要になる。

❷塗抹検査の結果からわかることは？

感染症を原因とする疾患の鑑別においては，微生物培養検査や塗抹検査が役立つ。犬や猫の結膜炎および角膜炎の診断においても有効な手段である。この2症例では，角膜塗抹検査で主に次の細胞が観察された。

- CASE 21　**好酸球，好中球，角膜上皮細胞**
- CASE 22　**好中球，角膜上皮細胞**

❸最終的な診断のポイントは？

- CASE 21　角膜に白い膜様物が付着し，塗抹検査で好酸球が検出されたことがポイントであり，**好酸球性角膜炎**と診断できる。
- CASE 22　角膜上皮〜実質浅層の変性，血管新生が認められたことと，**塗抹検査で好中球が多数観察された**ことがポイントであり，**ヘルペス性角結膜炎**が強く疑われる。

A3　❶2つの症例の治療方針は？

- CASE 21
  - ・副腎皮質ステロイド薬および抗菌薬の点眼（ヘルペスウイルスを活性化させ，ヘルペス性角結膜炎が続発するおそれがあるため長期投与は慎重に行う）
- CASE 22
  - ・角膜潰瘍の治療
    または角膜保護薬（ヒアルロン酸）の点眼
  - ・抗菌薬の点眼
  - ・（症状が重度の場合には）インターフェロンの投与

問題3　散瞳&眼が見えないかも・犬

　CASE 23とCASE 24は，どちらも「瞳孔が開いている」ことを主訴に来院し，眼が見えていない懸念があった。2症例とも順に検査を進めたところ，次のような結果が得られた。比較しながら鑑別診断を行ってみよう。

STEP 1　問診・視診

　問診で得られた主訴と，外見および前眼部の写真を示す（図6-17〜図6-20）。

ヨークシャー・テリア，10歳，避妊済み雌。両眼の瞳孔が開いており，眼は見えていると思うが，よく眩しそうにしょぼしょぼさせるとの主訴で来院した。元気や食欲，動きに変化はないという。

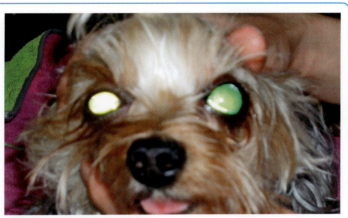

図6-17 CASE 23 の外見

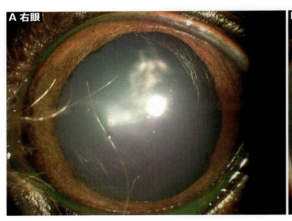
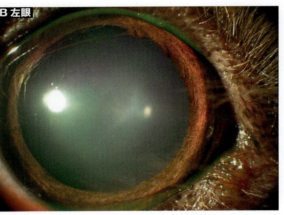

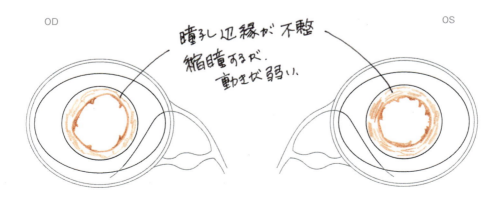

図6-18 CASE 23 の前眼部とカルテ　OD：右眼, OS：左眼

CASE 24
雑種犬，12歳，去勢済み雄。左眼の瞳孔が開いており，眼が見えていないかのような，ふらふらした動きをするとの主訴で来院した。元気も食欲も少し低下している気がするとのこと。

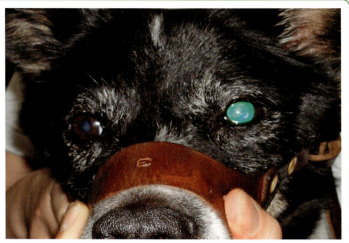

図6-19 CASE 24 の外見

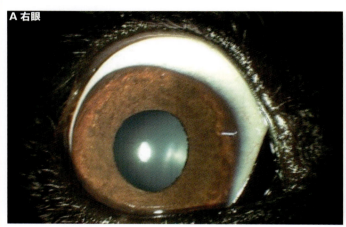

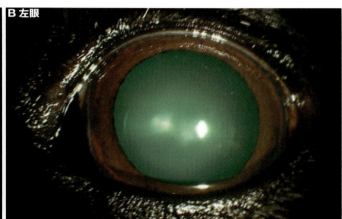

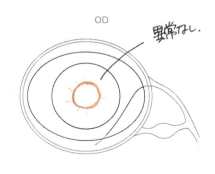

図6-20 CASE 24 の前眼部とカルテ　OD：右眼，OS：左眼

STEP 2　神経反射・涙液量・眼圧・スリット像

得られた所見は次のとおりである（表6-10〜表6-13，図6-21，図6-22）。

第6章 くらべるQ&A Final Assessment Let's challenge! | 問題3 散瞳&眼が見えないかも・犬 ■ CASE 23 & 24

CASE 23

表6-10 CASE 23 の神経学的検査・涙液量検査・眼圧検査の結果

検査項目		結果 右眼	結果 左眼
神経学的検査	眼瞼反射	＋	＋
	威嚇反射	＋	＋
	対光反射（直接／間接）	＋だが低下／＋だが低下	＋だが低下／＋だが低下
	眩目反射	＋	＋
涙液量検査（STT）（mm/分）		27	22
眼圧検査（mmHg）		17	18

STT：シルマーティアテスト

表6-11 CASE 23 のスリットランプ検査の結果

部位	結果 右眼	結果 左眼
眼瞼	異常なし	異常なし
角膜	異常なし	異常なし
角結膜染色検査（F，RB）	F（−） RB び漫性に（＋）	−
前房	異常なし	異常なし
虹彩・瞳孔	瞳孔縁の不整 動きが緩徐	瞳孔縁の不整 動きが緩徐
水晶体	核硬化	核硬化

F：フルオレセイン染色　　RB：ローズベンガル染色

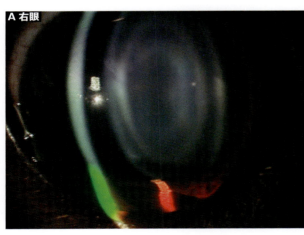
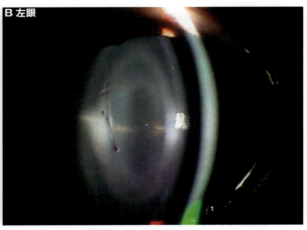

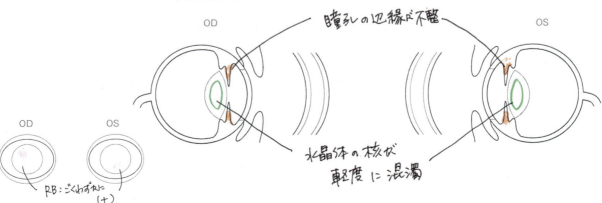

図6-21 CASE 23 のスリット像とカルテ　OD：右眼，OS：左眼，RB：ローズベンガル染色

表6-12 CASE 24 の神経学的検査・涙液量検査・眼圧検査の結果

検査項目		結果	
		右眼	左眼
神経学的検査	眼瞼反射	＋	＋
	威嚇反射	＋	＋
	対光反射（直接/間接）	＋/＋	－/－ （散瞳）
	眩目反射	＋	＋
涙液量検査（STT）（mm/分）		22	20
眼圧検査（mmHg）		14	18

STT：シルマーティアテスト

表6-13 CASE 24 のスリットランプ検査の結果

部位	結果	
	右眼	左眼
眼瞼	異常なし	異常なし
角膜	異常なし	異常なし
角結膜染色検査（F，RB）	実施できず	実施できず
前房	異常なし	異常なし
虹彩・瞳孔	異常なし	異常なし
水晶体	核硬化	核硬化

F：フルオレセイン染色　　RB：ローズベンガル染色

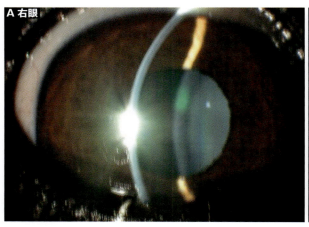

A 右眼

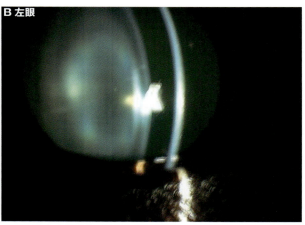

B 左眼

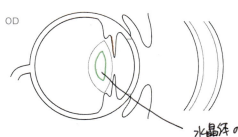

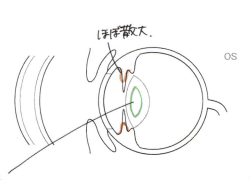

図6-22 CASE 24 のスリット像とカルテ　OD：右眼，OS：左眼

第6章 くらべるQ&A Final Assessment
Let's challenge! | 問題3 散瞳&眼が見えないかも・犬 ■ CASE 23 & 24

STEP 3 眼底像

眼底検査では2症例ともに異常は認められなかった（図6-23〜図6-24）。

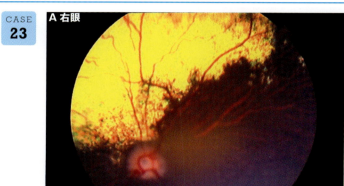
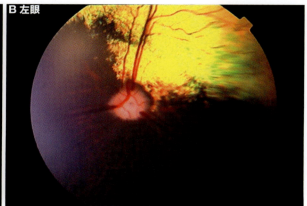
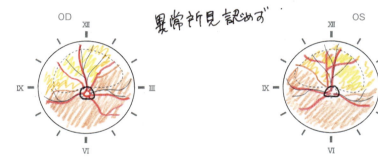

図6-23 CASE 23 の眼底像とカルテ
両眼ともに異常なし。
OD：右眼, OS：左眼

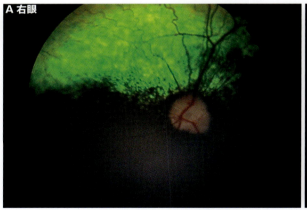
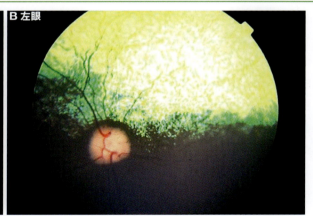
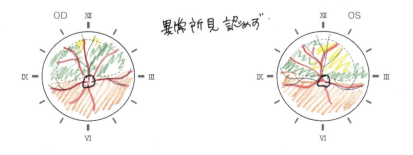

図6-24 CASE 24 の眼底像とカルテ
両眼ともに異常なし。
OD：右眼, OS：左眼

Q1 以上の検査から，どのような疾患が疑われるだろうか？ 検査結果から問題となる所見をとらえ，何が疑われるか，考えてみよう。

CASE 23

問題点：＿＿＿＿＿＿＿＿＿＿＿＿＿＿＿＿＿＿＿＿＿＿＿＿＿

疑われる
病態・疾患：＿＿＿＿＿＿＿＿＿＿＿＿＿＿＿＿＿＿＿＿＿＿

CASE 24

問題点：＿＿＿＿＿＿＿＿＿＿＿＿＿＿＿＿＿＿＿＿＿＿＿＿＿

疑われる
病態・疾患：＿＿＿＿＿＿＿＿＿＿＿＿＿＿＿＿＿＿＿＿＿＿

Q2 CASE 24 は，確定診断あるいは除外診断のために追加検査が必要である。どのような検査を行えばよいだろうか？

CORRECT ANSWER

問題 3 の診断の導き方と正解

A1 ❶ 瞳孔の異常がみられる場合に
考えなければならないことは？

　どちらの症例も瞳孔の動きに異常がみられるため，まずはその要因を考えたい。散瞳・縮瞳は虹彩筋（瞳孔散大筋，瞳孔括約筋）の運動によるものであり，それを支配する神経（求心路は視神経，遠心路は動眼神経）は眼外を通り脳の視床に中枢をもつ（図6-25）。そのため，最初に①**眼の問題**と，②**眼以外の問題**のどちらか（または両方）が関与することをイメージできるとよい。

①眼の問題　　　・虹彩筋の問題
　　　　　　　　・虹彩筋を支配している神経の問題
　　　　　　　　・網膜・視神経の問題

②眼以外の問題　・脳神経の問題

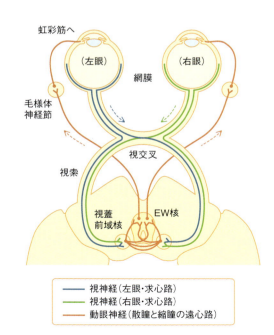

図 6-25 対光反射の経路

第6章 くらべるQ&A Final Assessment Let's challenge! | 問題3 散瞳&眼が見えないかも・犬 ■ CASE 23 & 24

❷問診・視診からわかることは?
2つの症例には次のような違いがあることを見出せる。

CASE23 両眼の瞳孔が開いているが,視覚はある様子。全身状態は問題ない。

CASE24 片眼のみ瞳孔が動かず,視覚もない様子。

❸神経学的検査からわかることは?

CASE23 【対光反射がすべて「＋だが低下」】…両眼ともに,眼に光を入れると完全に縮瞳しないが動きはある。視覚もあることから,神経伝達経路の遮断により瞳孔の動きが低下しているとは考えにくい。

CASE24 【対光反射が右眼＋/＋,左眼−/−】…左眼は,光を入れても瞳孔はまったく動かず,右眼に光を入れたときに左眼の間接対光反射が認められないことから,**左眼の遠心路に異常が**あると考えられる。
【威嚇反射が両眼＋】…問診では「眼が見えていない」様子とのことであったが,威嚇反射は正常であり,ふらつく症状がみられることから,**運動器または脳神経の異常**が考えられる。

❹スリット像からわかることは?

CASE23 瞳孔縁の不整がみられ,対光反射で瞳孔に動きが認められたことから,**瞳孔の運動を担う筋の異常**の可能性がある。

CASE24 瞳孔縁の不整は認められないにもかかわらず瞳孔が動かないことから,**瞳孔の支配神経の異常**の可能性がある。

❺眼底像からわかることは?

どちらの症例も眼底検査で異常を認めないことから,網膜疾患による瞳孔の動きの異常ではないことがわかる。ここまでの検査結果から,CASE 23 は**虹彩萎縮**と診断できる。虹彩筋の断裂により瞳孔が動かなくなっている。

A2 ❶ CASE 24 で必要な追加検査とは?

CASE24 瞳孔の運動を支配する神経の遠心路(動眼神経)の異常が考えられるため,**頭部 CT・MRI 検査**が必要である。

CASE 24 は,頭部 MRI 検査を行ったところ**脳腫瘍**であることが判明した(図6-26)。視床下部から中脳に及ぶ腫瘍が動眼神経の走行経路を巻き込んでおり,左眼の散瞳は動眼神経麻痺によるものと診断された。

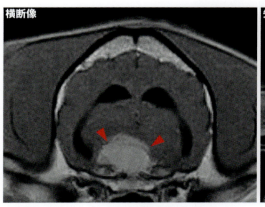 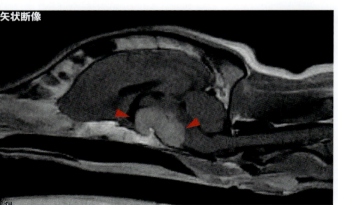

図6-26 CASE 24 の頭部造影 MRI 像
視床下部の末端から中脳にかけて白く造影されているのが脳腫瘍(▶)。この領域は動眼神経の通路でもある。

問題 4　眼の中にできものがある・犬

CASE 25 と CASE 26 は，どちらも「眼の中にできものがある」という症状で来院した．2 症例とも順に検査を進めたところ，次のような結果が得られた．比較しながら鑑別診断を行ってみよう．

STEP 1　問診・視診

問診で得られた主訴と，外見および前眼部の写真を示す（図 6-27 〜 図 6-30）．

| CASE 25 | ゴールデン・レトリーバー，5 歳，去勢済み雄．両眼の中に何かができているとの主訴で来院した．患者はとくに気にしている様子はないが，出血しているようにもみえるという．元気，食欲は問題なし． |

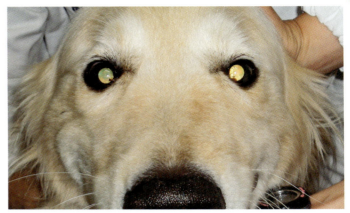

図 6-27　CASE 25 の外見

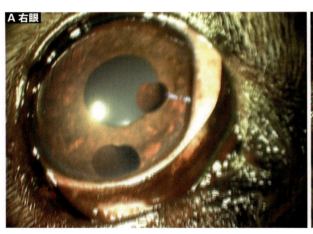

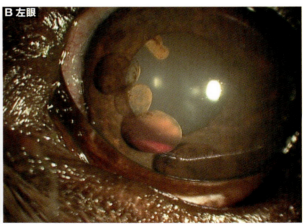

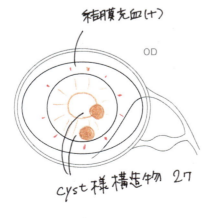

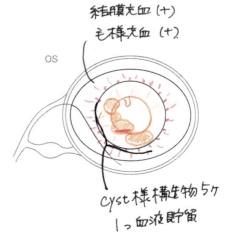

図 6-28　CASE 25 の前眼部とカルテ　OD：右眼，OS：左眼

第6章 くらべる Q&A Final Assessment
Let's challenge! 問題4 眼の中にできものがある・犬 ■ CASE 25 & 26

CASE 26 ヨークシャー・テリア，12歳，避妊済み雌。右眼の中に何かができているとの主訴で来院した。患者は痛がっている様子はないが，右眼は常に赤いという。眼は見えている様子で，元気も食欲もある。

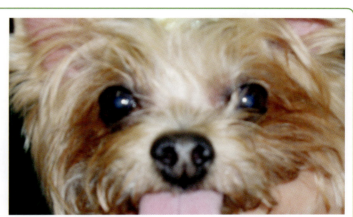
図6-29 CASE 26 の外見

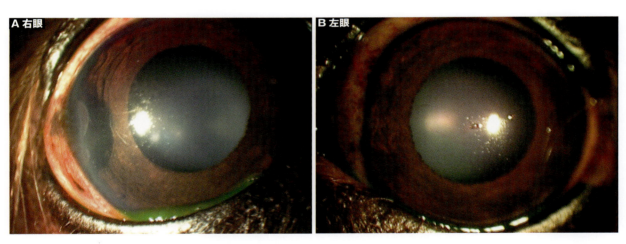

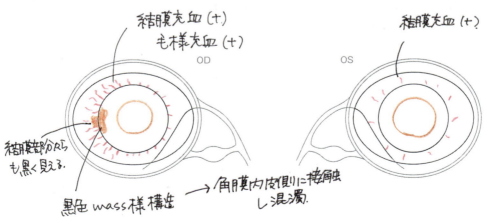
図6-30 CASE 26 の前眼部とカルテ　OD：右眼，OS：左眼

STEP 2 神経反射・涙液量・眼圧・スリット像

得られた所見は以下のとおりである（表6-14〜表6-17，図6-31，図6-32）。

CASE 25

表6-14 CASE 25 の神経学的検査・涙液量検査・眼圧検査の結果

検査項目		結果	
		右眼	左眼
神経学的検査	眼瞼反射	＋	＋
	威嚇反射	＋	＋
	対光反射（直接/間接）	＋/＋	＋/＋
	眩目反射	＋	＋
涙液量検査（STT）（mm/分）		28	27
眼圧検査（mmHg）		12	15

STT：シルマーティアテスト

表6-15 CASE 25 のスリットランプ検査の結果

部位	結果	
	右眼	左眼
眼瞼	異常なし	異常なし
角膜	異常なし	異常なし
角結膜染色検査（F，RB）	―	―
前房	異常なし	前房フレア（＋）
虹彩・瞳孔	2カ所にシスト（嚢胞）様の腫瘤	5カ所にシスト（嚢胞）様の腫瘤
水晶体	異常なし	異常なし

F：フルオレセイン染色　　RB：ローズベンガル染色

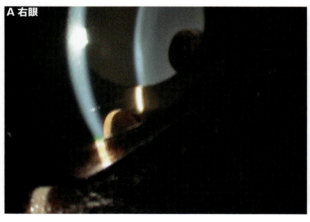
A 右眼

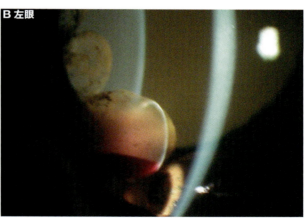
B 左眼

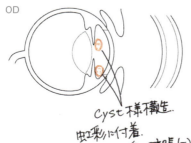

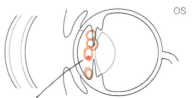

図6-31 CASE 25 のスリット像とカルテ　OD：右眼，OS：左眼

第6章 くらべるQ&A Final Assessment Let's challenge! | 問題4 眼の中にできものがある・犬 ■ CASE 25 & 26

CASE 26

表6-16 CASE 26 の神経学的検査・涙液量検査・眼圧検査の結果

検査項目		結果	
		右眼	左眼
神経学的検査	眼瞼反射	＋	＋
	威嚇反射	＋	＋
	対光反射（直接/間接）	＋/＋	＋/＋
	眩目反射	＋	＋
涙液量検査（STT）（mm/分）		20	21
眼圧検査（mmHg）		12	13

STT：シルマーティアテスト

表6-17 CASE 26 のスリットランプ検査の結果

部位	結果	
	右眼	左眼
眼瞼	異常なし	異常なし
角膜	9時の領域の混濁	異常なし
角結膜染色検査（F，RB）	RB（＋）	RB（＋）
前房	異常なし	異常なし
虹彩・瞳孔	8〜9時に腫瘤あり，その周囲に重度の結膜充血・毛様充血	異常なし
水晶体	核硬化	核硬化

F：フルオレセイン染色　　RB：ローズベンガル染色

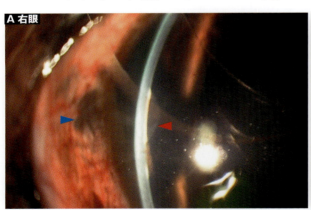
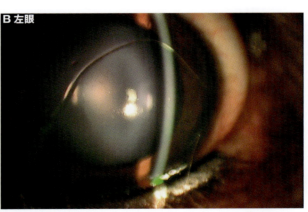

A 右眼　**B 左眼**

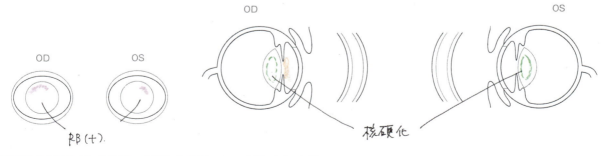

図6-32 CASE 26 のスリット像とカルテ　OD：右眼，OS：左眼
A：虹彩の8〜9時の領域に腫瘤（▶），角膜の9時の領域に混濁がみられる（▶）。

STEP 3 眼底像

眼底検査では2症例ともに異常は認められなかった（図6-33，図6-34）。

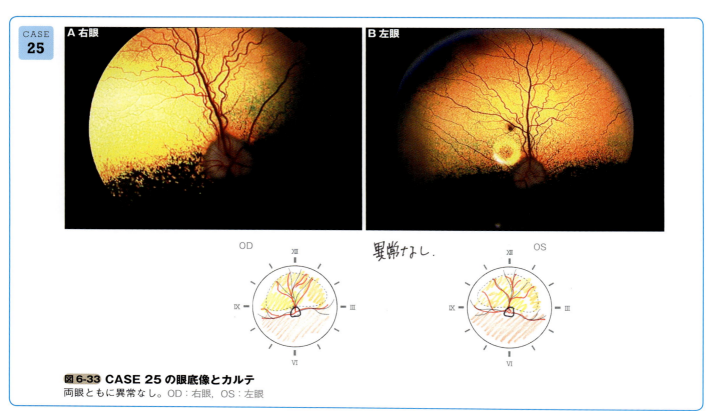

図6-33 CASE 25の眼底像とカルテ
両眼ともに異常なし。OD：右眼，OS：左眼

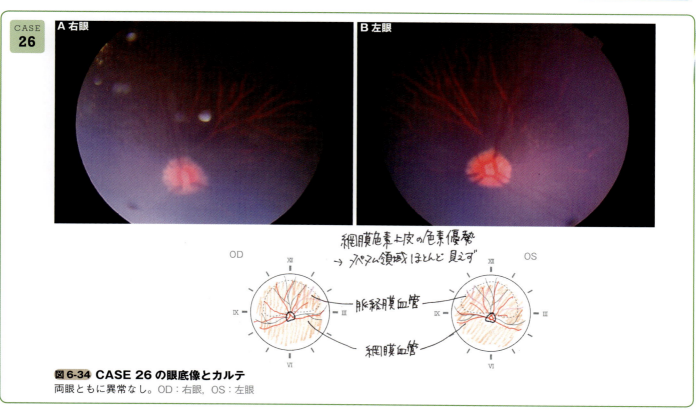

図6-34 CASE 26の眼底像とカルテ
両眼ともに異常なし。OD：右眼，OS：左眼

第6章 くらべるＱ＆Ａ *Final Assessment*
Let's challenge! | 問題4　眼の中にできものがある・犬 ■ CASE 25 & 26

Q1 以上の検査から，どのような疾患が疑われるだろうか？ 検査結果から問題となる所見をとらえ，何が疑われるか，考えてみよう。

CASE **25**

問題点：

疑われる
病態・疾患：

CASE **26**

問題点：

疑われる
病態・疾患：

Q2 2つの症例における「できもの」の類症鑑別において，決め手となる検査および所見は何か？

また，「できもの」が眼内腫瘍と疑われた場合に，必要になる追加検査は何か？

Q3 治療方針を考えてみよう。

CASE **25**

CASE **26**

ＣＯＲＲＥＣＴ　ＡＮＳＷＥＲ

問 題 4 の 診 断 の 導 き 方 と 正 解

どちらの症例も「眼の中に何かができている」が主訴である。すぐに腫瘍が思い浮かぶが，本当に眼内腫瘍なのか，きちんと診断する必要がある。

A1 ❶症例の情報からわかることは？

CASE **25**　　ゴールデン・レトリーバーは，眼内腫瘍にか

ぎらず**腫瘍疾患**の好発犬種であることと，眼疾患のなかでは**色素性ぶどう膜炎**※の好発犬種であることを思い出してほしい。また，5歳と**比較的若い**。

※色素性ぶどう膜炎とは，免疫介在性とされているが原因不明のぶどう膜炎であり，多量のぶどう膜色素が産生され，前房内に浮遊または水晶体前嚢に付着し，虹彩囊胞を伴うこともある。

第**2**部　鑑別診断の手順と実際

181

CASE26 ヨークシャー・テリアはさまざまな眼疾患が発生する犬種であり、またCASE26は12歳と高齢である。

❷ 問診・視診からわかることは？

CASE25 痛みの症状は認められないが、出血しているようにもみえるとのことから、次の2つの異常も考えておきたい。

・眼内出血
・血管新生

CASE26 痛みが生じるほどではないようであるが、常に充血が生じうる異常が起こっている。

❸ 神経反射・涙液量・眼圧からわかることは？

視診で前眼部に視野を遮りうるものが認められたが、神経学的検査の結果から、どちらの症例も視覚に異常をきたす状態ではないことがわかる。

❹ スリット像からわかることは？

CASE25 前房にシストが複数存在し、左眼のシストの1つは赤く出血しているのがわかる。また、左眼は前房フレアも認められる。このことから、**色素性ぶどう膜炎**を思い出したい。また、ゴールデン・レトリーバーは虹彩嚢胞の好発犬種でもある。

CASE26 虹彩の9時の領域に**限局性の腫瘤状構造物**が認められ、その周囲の角膜が白く混濁し、結膜も黒く変色している。また、そこを中心に強い結膜充血および毛様充血が認められる。まずは眼内腫瘍のなかで最も多い**虹彩毛様体腫瘍**を考えたい。

❺ 眼底像からわかることは？

どちらの症例も眼底に異常は認められないため、診断時は前眼部のみに異常を認める状態であることがわかる。

A2 ❶ 虹彩嚢胞か腫瘍か 類症鑑別のために必要な検査・所見とは？

正解：スリットランプ検査・腫瘤状構造物を光が透過するか否か

虹彩嚢胞は中空の風船状の構造物で、内部は房水で満たされているため、スリットランプで観察すると光が透過してみえる（図6-35）。腫瘍は充実性であるため、光は透過しない。このことからCASE25は**虹彩嚢胞**、CASE26は腫瘍という類症鑑別が可能である。

❷ 眼内腫瘍が疑われる場合の必要な追加検査とは？

正解：眼球超音波検査

虹彩毛様体腫瘍の場合は、スリットランプ検査や眼底検査

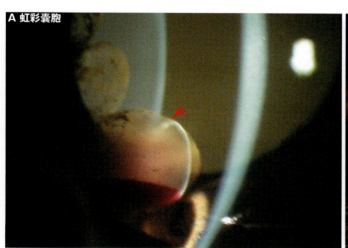
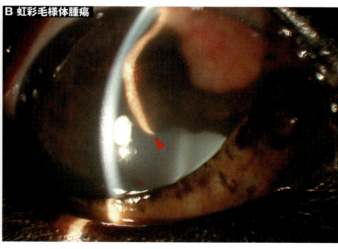

図6-35 スリット像
A：CASE25のスリット像。虹彩嚢胞ではスリット光が透過する（▶）。
B：虹彩毛様体腫瘍はスリット光が透過しない（▶）。（CASE26とは別の症例）

では毛様体領域(虹彩の向こう側)の観察は難しい。腫瘍の大きさ・位置・広がりなどを把握するため,眼球超音波検査が必要である。CASE 26 で眼球超音波検査を行ったところ,虹彩・毛様体の領域に直径約 5 mm の腫瘤が観察され,**虹彩毛様体腫瘍**であると考えられた(図6-36)。

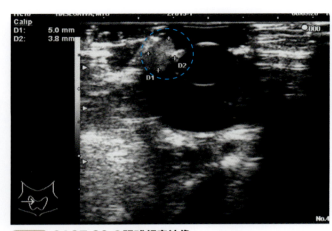

図6-36 CASE 26 の眼球超音波像
◯が腫瘍。9時方向の隅角を巻き込んでいた。

A3 ❶ CASE 25 の治療方針は?

虹彩囊胞のみであれば経過観察でよいが,左眼はぶどう膜炎が認められるため,下記のような抗炎症治療を行う。

- 副腎皮質ステロイド薬の点眼　1日4回
- 抗菌薬の点眼　　　　　　　　1日4回

ゴールデン・レトリーバーの色素性ぶどう膜炎は,両眼に発生することが多く,また続発症として緑内障が引き起こされる場合があるため,経過観察を2~3カ月ごとに注意深く行う必要もある。

❷ CASE 26 の治療方針は?

腫瘍の大きさが増したり,眼圧上昇などの続発症状が認められなければ,約1カ月ごとの経過観察でよいと考えられる。腫瘍に増大傾向がみられる場合や,ぶどう膜炎または続発緑内障の症状が認められる場合には,悪性腫瘍である可能性が高いため,眼球摘出術の適応になる。

問題5　眼の色が変わった・猫

CASE 27 と CASE 28 は,どちらも猫で,「眼の色が変わった」という症状で来院した。2症例とも順に検査を進めたところ,次のような結果が得られた。比較しながら鑑別診断を行ってみよう。

STEP 1 問診・視診

問診で得られた主訴と,前眼部の写真を示す(図6-37~図6-38)。

CASE 27 雑種猫，13歳，避妊済み雌。右眼の虹彩の色が変わって，瞳孔が変形しているとの主訴で来院した。涙も多くなったという。

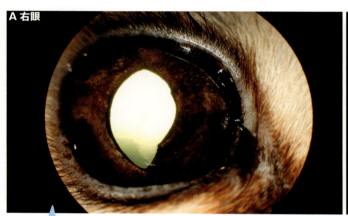

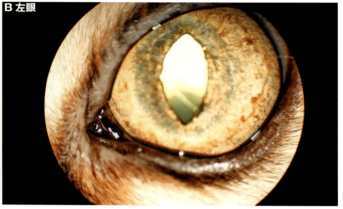

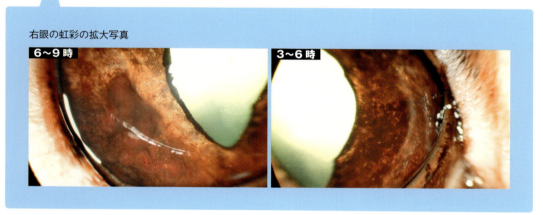

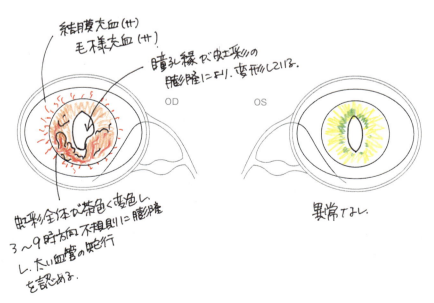

図 6-37 CASE 27 の前眼部とカルテ　OD：右眼，OS：左眼

第6章 くらべるQ&A Final Assessment
Let's challenge! | 問題5　眼の色が変わった・猫　■ CASE 27 & 28

CASE 28　雑種猫，10歳，去勢済み雄。左眼の虹彩の色が変わってきているとの主訴で来院した。それ以外に気になることはないという。

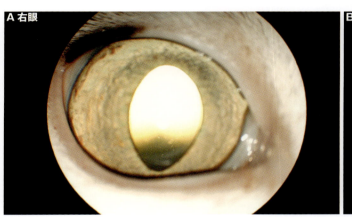
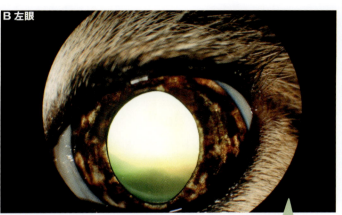

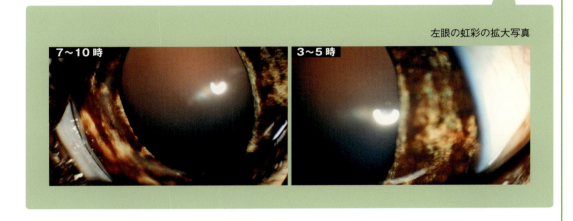

左眼の虹彩の拡大写真

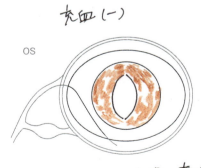

図6-38 CASE 28 の前眼部とカルテ　OD：右眼，OS：左眼

STEP 2 基本の眼科検査

基本の眼科検査をひととおり行った。神経学的検査，眼圧検査，スリットランプ検査，眼底検査で得られた所見を以下に示す（表6-18〜表6-21，図6-39〜図6-42）。

CASE 27

表6-18 CASE 27 の神経学的検査・眼圧検査の結果

検査項目		結果 右眼	左眼
神経学的検査	眼瞼反射	＋	＋
	威嚇反射	＋	＋
	対光反射（直接/間接）	＋/＋	＋/＋
	眩目反射	＋	＋
眼圧検査（mmHg）		34	14

表6-19 CASE 27 のスリットランプ検査の結果

部位	結果 右眼	左眼
眼瞼	異常なし	異常なし
角膜	異常なし	異常なし
角結膜染色検査（F，RB）	−	−
前房	前房フレア（＋）	異常なし
虹彩・瞳孔	虹彩全域が黄色から褐色に変色し，一部が膨隆 血管新生あり	異常なし
水晶体	前嚢がわずかに混濁	異常なし

F：フルオレセイン染色　　RB：ローズベンガル染色

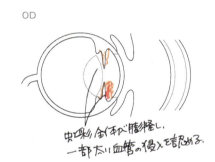

図6-39 CASE 27 のスリットランプ検査のカルテ
OD：右眼

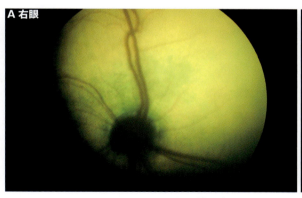
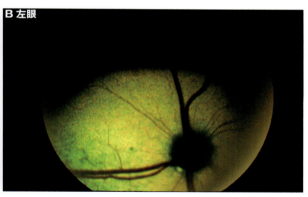

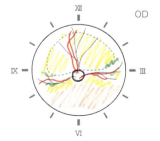
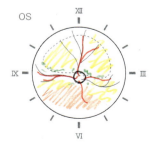

図6-40 CASE 27 の眼底像とカルテ
両眼ともに異常なし。　　OD：右眼，OS：左眼

第6章 くらべるQ&A Final Assessment Let's challenge!

問題5　眼の色が変わった・猫　■ CASE 27 & 28

CASE 28

表6-20　CASE 28 の神経学的検査・眼圧検査の結果

検査項目		結果	
		右眼	左眼
神経学的検査	眼瞼反射	＋	＋
	威嚇反射	＋	＋
	対光反射（直接/間接）	＋/＋	＋/＋
	眩目反射	＋	＋
眼圧検査 (mmHg)		12	12

表6-21　CASE 28 のスリットランプ検査の結果

部位	結果	
	右眼	左眼
眼瞼	異常なし	異常なし
角膜	異常なし	異常なし
角結膜染色検査（F, RB）	−	−
前房	異常なし	異常なし
虹彩・瞳孔	異常なし	虹彩が黄色から褐色に変色（膨隆はなし）
水晶体	異常なし	異常なし

F：フルオレセイン染色　　RB：ローズベンガル染色

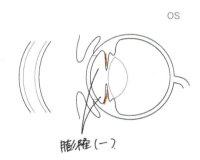

図6-41　CASE 28 のスリットランプ検査のカルテ
OS：左眼

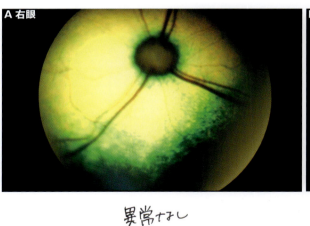
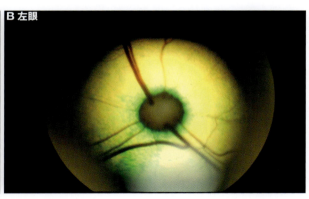

図6-42　CASE 28 の眼底像とカルテ
両眼ともに異常なし。　OD：右眼，OS：左眼

187

Q1 以上の検査から，どのような疾患が疑われるだろうか？　検査結果から問題となる所見をとらえ，何が疑われるか，考えてみよう。

CASE**27**

問題点：

疑われる
病態・疾患：

CASE**28**

問題点：

疑われる
病態・疾患：

Q2 2つの症例における「色の変化」の違い，すなわち鑑別のポイントになる所見は何か？

CASE**27**

CASE**28**

Q3 猫の眼疾患では，どのような異常でもなるべく行ったほうがよい追加検査がある。何の検査か？

Q4 治療方針を考えてみよう。

CASE**27**

CASE**28**

第6章 くらべるＱ＆Ａ Final Assessment
Let's challenge! | 問題5　眼の色が変わった・猫 ■ CASE 27 & 28

CORRECT ANSWER

問 題 5 の 診 断 の 導 き 方 と 正 解

A1　❶症例の情報からわかることは?

　　問題2と同様に，まずは猫によくみられる疾患を考える。猫では，**感染症から角結膜疾患やぶどう膜炎**が起こることが多い。

> 注意点　角結膜やぶどう膜に異常がある場合には，追加検査としていずれ感染症検査(血液検査)が必要になることを意識しておきたい。

❷問診・視診からわかることは?

　　どちらの症例も「虹彩の色が変わった」が主訴である。虹彩が変色する疾患をリストアップしておこう。

- ・ぶどう膜炎
- ・虹彩毛様体腫瘍
- ・虹彩メラノーシス※

> ※メラノーシス　メラニン色素が多量に産生・沈着した状態。原因や詳細な病態は不明。

❸基本の眼科検査の結果からわかることは?

　　問題になる所見と，そこから疑われる疾患は次のとおりである。

CASE27
- ・虹彩の変色・膨隆　☞ 虹彩毛様体腫瘍
- ・前房フレア　☞ 虹彩毛様体腫瘍または感染症によるぶどう膜炎
- ・眼圧上昇　☞ (ぶどう膜炎に伴う)続発緑内障

CASE28
- ・虹彩の変色のみ　☞ 虹彩メラノーシス

A2　❶虹彩毛様体腫瘍か虹彩メラノーシスか 鑑別診断のポイントとは?

CASE27　変色した領域が**膨隆**していることと，**前房フレア・眼圧上昇**が認められることがポイント

である。炎症を付随する**虹彩毛様体腫瘍**が強く疑われ，腫瘍により周囲に炎症(ぶどう膜炎)が起こり，炎症産物や虹彩の膨隆による隅角閉塞から続発緑内障が発生したと考えられる。

CASE28　虹彩の**変色のみ**であり，膨隆や炎症が認められないことがポイントである。虹彩の色素沈着のみを起こす**虹彩メラノーシス**と考えられる。

A3　❶炎症の原因を探るために必要な追加検査とは?

　　正解：　**血液検査**(ウイルス感染症)

　　CASE 27 はぶどう膜炎が認められるが，腫瘍に伴う炎症であるのか，それとも感染症の併発によるぶどう膜炎なのかを調べておく必要がある。ぶどう膜炎の症状が右眼のみであるため，感染症の可能性は低いが，猫の眼疾患では必ず**ウイルス検査**を含めた血液検査を実施すべきである。

A4　❶2つの症例の治療方針は?

CASE27　腫瘍摘出および転移予防を目的とした**眼球摘出術**が必要である。術前に遠隔転移があるかどうかを確認する。

CASE28　虹彩メラノーシスは**治療の必要はない**。ただし，腫瘍に移行することがあるため**定期検診**が必要である。

　　猫の虹彩毛様体腫瘍は悪性黒色腫が多く，肺などに転移しやすい。

第2部　鑑別診断の手順と実際

Conclusion

おわりに

　本章に登場した症例は，いずれも見た目や臨床症状が似ているが，確定診断を下すのが難しいとの理由で紹介来院した。症状は非常によく似ているが治療方法が異なる疾患もあるため，判断を誤ると手遅れになることも少なくない。それぞれの疾患の診断のポイントをしっかりと理解しておけば，「たぶんここの異常かな……？」ではなく，「ここの異常だ！」と明確に診断できる。

第 **3** 部 *3rd Section*

一次診療の
ための外科

第 **7** 章

外科的治療・処置
一次診療でできるテクニック

第7章 外科的治療・処置
一次診療でできるテクニック
Surgery

Introduction

はじめに

　眼疾患は，点眼薬や結膜下注射・眼内注射などの局所投与と，内服薬や注射薬などの全身投与により治療を行う。しかし，疾患によっては点眼や全身投与などの内科的治療では回復が望めず，外科的治療が必要になる場合もある。

　眼科手術は一般的な手術とは異なり，作業が細かく特殊な技術を必要とする。眼表面の手術は，手術経験がある獣医師に指導を受けてから実施すべきである。白内障手術などの眼内手術は，眼科専門の獣医師から手技を学ぶ必要があり，眼に関する知識が豊富でなければ実施してはならない。本章では，一次診療でも実施可能な以下の手技について解説する。

- 眼瞼縫合術
- 瞬膜フラップ術
- 眼瞼腫瘤切除術
- 角膜格子状切開術
- 結膜フラップ術
- シリコンインプラント挿入術

Let's study basics

〔正しい手術を行うために〕

そろえておくと便利な器具

1　開瞼器（大・小）

　開瞼器は，手術の内容にあわせて種類がいくつかあるが，眼表面の手術であれば，図7-1のような開瞼器で十分である。

2　結膜鑷子　2本

　結膜は薄い膜状の組織であるため，一般手術器具の鑷子で把持すると大きな損傷を受ける。結膜フラップ術を行いたいのに，結膜が破れてしまうこともある。眼組織の損傷は，その組織に適した鑷子（図7-2）や剪刀を使用することで最小限に抑えられる。それによって術後の仕上がりをきれいに保つことも重要である。

3　眼科用持針器（大・小）

　眼科手術は，5-0以下の細い縫合糸を使用する。5-0ナイロン糸は一般手術用の持針器で把持しても問題はないが，6-0よりも細い縫合糸の場合には，眼科手術用の持針器（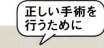）でなければ縫合糸に付いている針が折れてしまう。眼瞼縫合術および瞬膜フラップ術以外の縫合では，眼科手術用の持針器を使用したほうがよい。

第7章 外科的治療・処置 Surgery
Let's study basics | そろえておくと便利な器具

第3部 一次診療のための外科

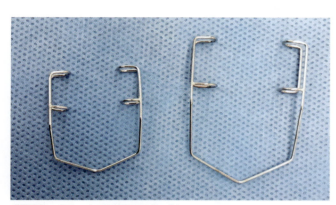

図7-1 バラッケ氏開瞼器（小・大）

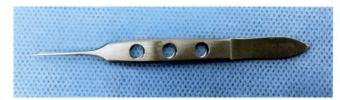

図7-2 結膜鑷子

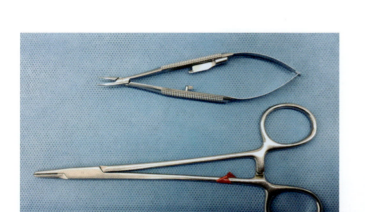

図7-3 眼科手術用のバラッケ氏持針器（上），一般手術用のメイヨーヘーガル持針器（下）

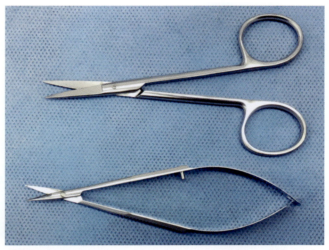

図7-4 眼科手術用のマイクロ剪刀（上）とスプリング剪刀（下）

4 眼科用剪刀

眼科用のマイクロ剪刀は，眼瞼の切開や縫合糸の切断の際に使用する（図7-4）。結膜や強膜の切開では，スプリング剪刀を使用する。

5 縫合糸

眼科手術では，一般手術よりも細い縫合糸を使用する。

- 眼瞼・瞬膜：5-0 ナイロン糸
- 結膜・強膜：6-0 ～ 7-0 バイクリル糸（図7-5）
- 角膜：結膜フラップ術では 7-0 ～ 8-0 バイクリル糸
  角膜移植術では 9-0 ～ 10-0 バイクリル糸

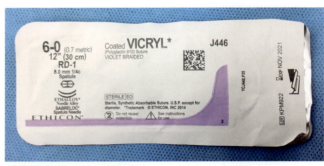

図7-5 6-0 バイクリル糸

6 拡大鏡

眼科手術では眼科手術用顕微鏡が使用されるが，一次診療の現場では，外科手術用または市販の拡大鏡で十分に対応可能である（図7-6，図7-7）。結膜や角膜など，細かな作業が必要な部位で使用するとよい。

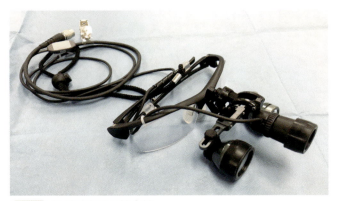

図7-6 外科手術用の拡大鏡

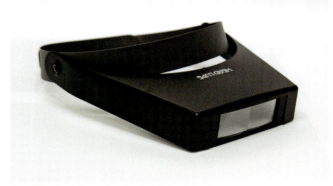

図7-7 市販されている一般的な拡大鏡

7 ディスポーザブル焼烙器

眼科手術の止血や焼烙は，一般手術で使用される電気メスやモノポーラで対応可能な場合もあるが，結膜や強膜などに使用すると組織が大きな損傷を受けることがある。マイクロ手術用の焼烙器を備えておくとよい（図7-8）。

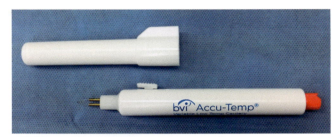

図7-8 単回使用の焼烙器 Accu-Temp®

眼科手術のための消毒・点眼麻酔

> 部位ごとに洗浄・消毒する

1 消毒の手順

眼科手術は消毒方法が一般手術とは異なる。消毒薬も，眼瞼と眼球とで同じ薬剤を同じ濃度で使用すると，角膜障害の原因になる。消毒の対象が皮膚（眼瞼）か粘膜（結膜や角膜）かを考え，適切な薬剤および濃度を選択する。準備する洗浄・消毒剤を図7-9に示す。

❶眼瞼皮膚の剃毛・洗浄

細かい刃のバリカンで，眼瞼の被毛を術野に入らない領域まで広範囲に剃毛する。剃毛後は，細い毛が残らないようにテープなどを利用して取り除く。眼脂や血液などで汚れがひどい場合は，一般手術で使用するヒビスクラブ®などで洗浄する。

❷眼表面の洗浄・消毒

① 生理食塩液で眼表面（角膜，結膜，結膜囊）の洗浄を行う。

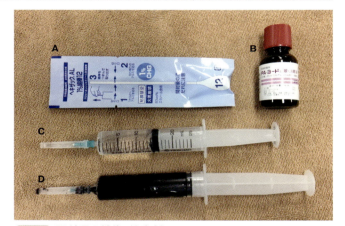

図7-9 眼科用の洗浄・消毒剤
A：ヘキザック®AL綿棒（クロルヘキシジンが含浸されている），B：PA・ヨード，C：生理食塩液，D：生理食塩液で40倍に希釈したPA・ヨード。

結膜囊を洗浄する際は，滅菌綿棒を使用して囊内の眼脂なども取り除く（図7-10）。

② PA・ヨードを用いて①と同じように眼表面の消毒を行う。

第7章 外科的治療・処置　*Surgery*　Let's study basics ｜ 眼科手術のための消毒・点眼麻酔

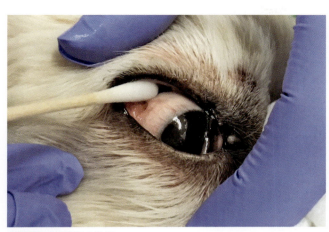

図 7-10 結膜嚢の洗浄
滅菌綿棒を使用して結膜嚢の汚れを除去する。このとき，角膜を傷つけないように注意する。

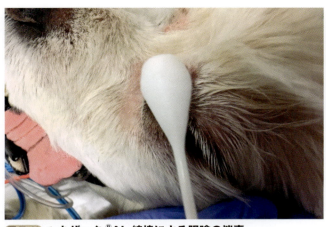

図 7-11 ヘキザック®AL 綿棒による眼瞼の消毒

③ ①②の作業を計2回行う。ただし，感染が重度の場合は回数を増やす。

❸眼瞼の洗浄・消毒
① 眼脂などの汚れがひどい場合には生理食塩液で取り除き，一般手術で使用するヒビテン®4%などを使用し，眼表面に入らないようにスクラビングする。
② ヘキザック®AL 綿棒で眼瞼を2～3回拭く（図 7-11）。

2　点眼麻酔

角膜上皮びらんにおける滅菌綿棒でのデブリードマンや，角膜格子状切開術の際に行う。一般的にはオキシブプロカイン点眼麻酔薬（ベノキシール®点眼液 0.4 %）を使用し，1滴点眼して1～2分後に手技を開始する。麻酔の持続時間は10～15分とされている。

Let's challenge!

一次診療でできる眼科手術

（専門的な設備・訓練が不要な手術）

眼科手術ときくと，白内障手術などの特殊な機材・技術を必要とする手術が主に思い浮かぶが，一次診療で実施できる眼科手術もある。一次診療で可能な手術は，簡便で誰でも行える手技ではあるが，その手術の目的や適応疾患を理解せずに行うと，結果的に病態を悪化させるおそれがある。ここでは，一次診療でよく行われる代表的な眼科手術を取り上げる。

初級編

眼瞼縫合術　（眼瞼を閉じておく）

1　手術の目的

眼瞼を縫合することにより，次の3つの目的が達成される。

1. 眼表面の乾燥や外界からの刺激を防ぐ
2. 眼瞼を閉じることで角膜表面に安定した涙液膜が形成され，角膜障害の治癒が促進される
3. 角膜障害による疼痛の緩和

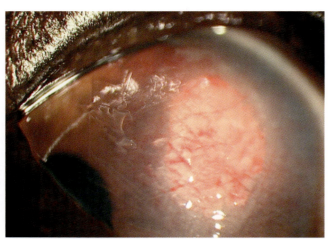

図7-12 難治性角膜上皮びらんにおける角膜格子状切開術（犬）

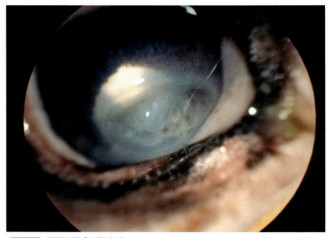

図7-13 深層性角膜潰瘍
17歳，脳炎による重度の発作と心不全を合併する犬の症例。長時間の全身麻酔が難しいため，角膜保護を目的として鎮静下で眼瞼縫合術を実施した。

2 手術の適応疾患

❶角膜障害
- 難治性角膜上皮びらんなどで，角膜格子状切開術を行った症例（図7-12）の術後の角膜保護
- 浅層性の角膜潰瘍
- 深層性の角膜潰瘍・角膜穿孔で，全身麻酔に対するリスクがあり結膜フラップ術などが実施できない症例（図7-13）における眼球の保護
- 眼科専門診療施設に紹介するまでの応急処置

❷術後の角膜の保護
- 結膜フラップ術後の角膜保護
- シリコンインプラント挿入術後の周囲組織の腫脹による角膜露出の予防
- 眼内手術後（白内障手術など）の切開部位の保護

3 必要な器具

- アドソン鑷子
- 持針器（小）
- 5-0 ナイロン糸
- （治療用ソフトコンタクトレンズ）
- （翼状針のチューブの部分）

4 術式

全身麻酔下で行う。閉鎖する期間に応じて，次の2つのいずれかを選択する。

❶通常の術式
縫合糸を眼瞼結膜側に貫通させずに，半層を通して単純結節縫合をする（図7-14）。

❷長期間の場合
角膜穿孔の症例など，眼瞼を長期間縫合したままにする場合は，眼瞼結膜側まで縫合糸を通し，治療用ソフトコンタクトレンズを使用して角膜を縫合糸から保護する（図7-15）。また，翼状針のチューブ片などを利用して眼瞼の皮膚を縫合糸から保護する。

5 トラブルと防止策

❶縫合糸のゆるみ
開瞼しようとする力で縫合糸がゆるむため，眼瞼が開かない程度に縫合する。

❷縫合糸による眼瞼皮膚の裂傷および炎症
縫合をきつくしすぎない。

第 7 章 外科的治療・処置 *Surgery* Let's challenge! | 眼瞼縫合術

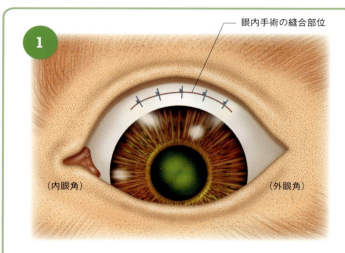

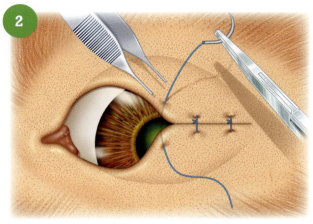

単純結節縫合を 2～3 糸行い，角膜の状態が観察できるように内眼角側は縫合せずに開けておく。

図 7-14 通常の眼瞼縫合術（眼球の縫合部位の保護など）
眼瞼の外眼角側に単純結節縫合を 2～3 糸行い，角膜を眼瞼で被覆する。角膜の状態が観察できるように，内眼角側は少し開けておく。

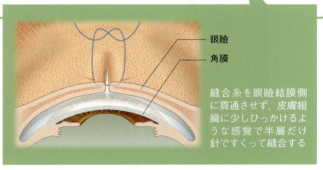

縫合糸を眼瞼結膜側に貫通させず，皮膚組織に少しひっかけるような感覚で半層だけ針ですくって縫合する

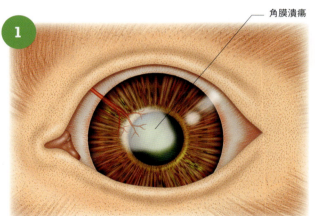

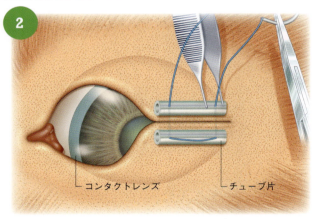

コンタクトレンズを装着させ，翼状針のチューブ片を介して水平マットレス縫合を 1 回施す。

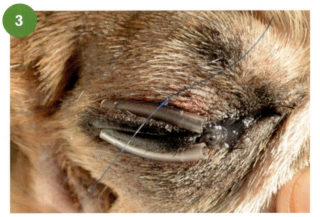

術後の外見。

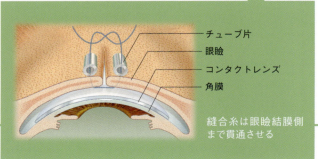

縫合糸は眼瞼結膜側まで貫通させる

図 7-15 長期間の眼瞼縫合術（深層性の角膜潰瘍・角膜穿孔など）
眼瞼を 2 週間以上縫合したままにしたい場合は，眼瞼結膜側に縫合糸を貫通させ，角膜はソフトコンタクトレンズを装着させて縫合糸から保護する。ただし，縫合のゆるみに伴う縫合糸の角膜への接触に注意する。

眼瞼縫合術のポイント

- 角膜潰瘍などの場合，完全に眼瞼を閉鎖せずに内眼角側を少し開けて縫合すると，眼表面や眼内が観察しやすく，点眼治療も行いやすい。とくに前房出血や前房蓄膿を認める症例では，内眼角側を少し開けることで状態を確認することが可能になる（図7-16）。

- シリコンインプラント挿入術後などの角膜保護の場合は，軽く2〜3糸縫合する程度にする。経過中に縫合糸が外れても問題はない（1週間以内に外れることがほとんどである）。

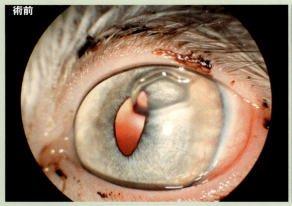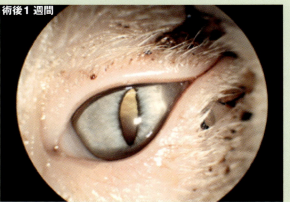

図7-16 猫の深層性角膜潰瘍における眼瞼縫合術
内眼角側を開けておき，眼表面を常に観察しやすいようにする。

❸縫合糸による角膜障害

眼瞼結膜側に縫合糸を貫通させない。あるいはソフトコンタクトレンズを装着し，角膜を保護してから眼瞼縫合する。また，縫合をあまりゆるくしすぎない。

瞬膜フラップ術
（眼球表面を瞬膜で覆う）

1 手術の目的

瞬膜フラップ術の目的は，眼瞼縫合術と類似する。

1. 眼表面の乾燥や外界からの刺激を防ぐ
2. 瞬膜（第三眼瞼）で角膜を覆うことで角膜表面に安定した涙液膜が形成される
3. 角膜浮腫により円錐形に変形したり水疱が形成されたりした角膜の圧迫と平坦化

2 手術の適応疾患

- **難治性角膜上皮びらん**の術後の角膜保護
- **角膜潰瘍**（角膜浅層〜深層まででデスメ膜に至らないもの）
- 重度の**角膜浮腫**（浮腫が重度で角膜が円錐形に変形しているもの）（図7-17）

第 7 章 外科的治療・処置 Surgery
Let's challenge! | 瞬膜フラップ術

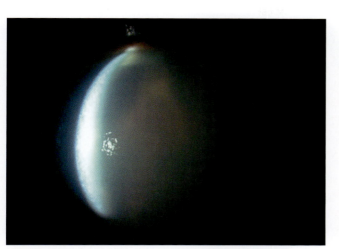

図 7-17 角膜内皮ジストロフィーによる重度の角膜浮腫
重度の浮腫により角膜が円錐形に変形している。

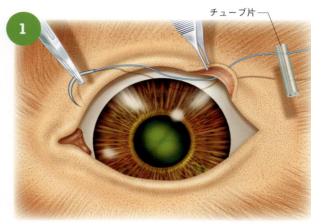

翼状針のチューブ片の一端に糸を貫通させておき，縫合糸を上眼瞼側から眼瞼結膜側まで通す。

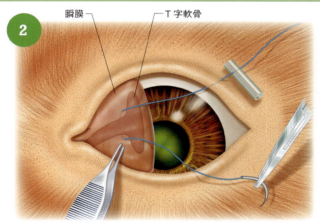

T字軟骨の柄に引っかけるように，瞬膜組織内に縫合糸を通す。

瞬膜を貫通しないようにT字軟骨の下に通す

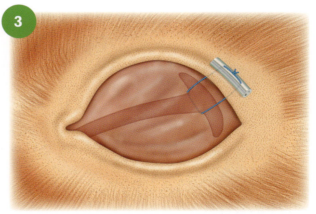

角膜全体が覆われるように瞬膜を上眼瞼側に引っ張り，眼瞼およびチューブ片に❶と逆に糸を通して結紮する。

図 7-18 瞬膜フラップ術
上眼瞼とT字軟骨に糸をかけて瞬膜を引き出し，角膜を被覆して保護する。縫合糸は上眼瞼のチューブ片上で結紮する。

3 必要な器具

- アドソン鑷子
- 持針器(小)
- 外科剪刀
- 5-0 ナイロン糸
- 翼状針のチューブの部分

4 術式

① 全身麻酔下で上眼瞼の外眼角側から縫合糸を刺入し，眼瞼結膜に縫合糸を通す（図 7-18）。
② 瞬膜のT字軟骨の下に縫合糸を通す。このとき，瞬膜の眼球側に縫合糸が貫通しないようにする。
③ 角膜全体を覆うように瞬膜を引き出し，上眼瞼に翼状針のチューブ片をあてて縫合する。
④ 1週間ごとに縫合糸のゆるみや眼脂をチェックする。1カ月間以上の閉鎖は避ける。

5　トラブルと防止策

❶縫合糸のゆるみ

　角膜全体が覆われるように瞬膜を上眼瞼側に十分に寄せる。縫合がゆるいときには，眼球結膜がみえる。

❷角膜障害部位への瞬膜の癒着

　角膜障害が重度の場合には，治療用ソフトコンタクトレンズを装着してから瞬膜で覆う。

❸角膜潰瘍の悪化

　術前の消毒を十分に行う。ただし，感染や角膜障害が重度で，前房出血などのぶどう膜炎症状を伴う症例は，眼内の観察が不可能になるため瞬膜フラップ術の適応にならない。

> ### 瞬膜フラップ術のポイント
>
> ・手技自体は簡単であるが，瞬膜で覆うことで眼内がまったく確認できなくなるため，重度の感染やぶどう膜炎の症例では不適切な手技である。適応症例の判断に注意が必要である。
> ・T字軟骨の下に縫合糸を通す際に，針が瞬膜を貫通していないかどうか確認する。

眼瞼腫瘤切除術

眼瞼の腫瘤を取り除く

1　手術の目的

1. 眼瞼腫瘤を切除することにより，二次的に生じている結膜炎や角膜炎を緩和する
2. 腫瘤の再発および転移を防ぐ

2　手術の適応疾患

・眼瞼腫瘤（とくに角膜障害などの二次的な障害を引き起こしているもの）

3　必要な器具

・デマル氏霰粒腫用挟瞼器
・アドソン鑷子
・外科剪刀
・メス刃（No. 11 または No. 15），メスホルダー
・6-0 バイクリル糸，6-0 ナイロン糸
・眼科用持針器
（・結膜鑷子）

4　術式

❶腫瘤の大きさが眼瞼の長さの 1/3以下の場合

　V 字切開術（図 7-19）の適応になる。全身麻酔下で眼瞼を「V」字形に切除し，切除縁を縫合する。縫合の際，眼瞼縁に 8 の字縫合術（図 7-20）を施すと切除縁がきれいに並置され，治癒後の術創が目立ちにくい。

❷腫瘤の大きさが眼瞼の長さの 1/3 以上の場合

　全身麻酔下で sliding skin graft 法（図 7-21）などを行う。

5　トラブルと防止策

❶縫合糸による角膜障害

　縫合糸の角膜への接触により角膜障害が発生することがある（図 7-22）。縫合糸が眼瞼結膜側に露出しないように縫合する。また，術後に眼瞼縁が内反しないように縫合する。

❷縫合のずれによる角膜障害

　腫瘤を切除した領域の皮膚断端の縫合がずれており，瞬目により二次的な角膜障害が起こる（図 7-23）。V 字切開術では眼瞼縁に 8 の字縫合術を施すことで防止できる。

第 7 章 外科的治療・処置 Surgery | 眼瞼腫瘍切除術
Let's challenge!

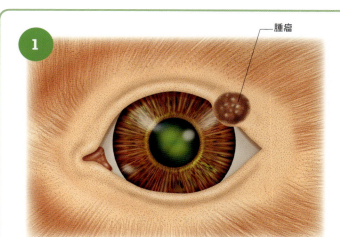

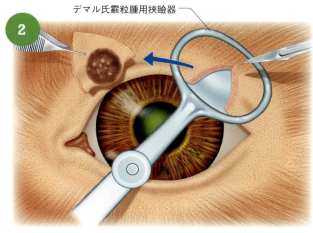

腫瘍を周囲の眼瞼ごとV字形に全層切除する。

図7-19　V字切開術
腫瘍の大きさが眼瞼縁の長さの1/3以下の場合。眼瞼を腫瘍ごとV字形に全層切除し，切除縁を並置して眼瞼を再建する。

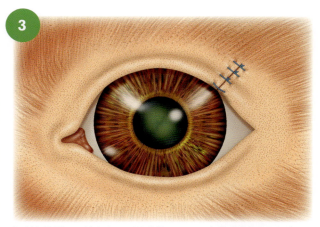

切創を並置して縫合する。眼瞼縁には8の字縫合術（**図7-20**），それ以外は結膜側に縫合糸が出ないように半層の単純結節縫合（**図7-14 ❷**と同様）を施す。

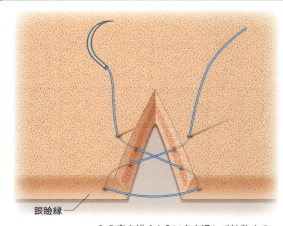

8の字を描くように糸を通して結紮する。

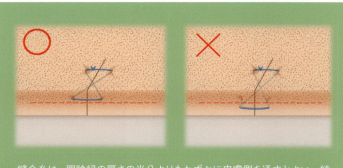

縫合糸は，眼瞼縁の厚さの半分よりもわずかに皮膚側を通すとよい。結膜側に通すと，縫合部位が術後に内反し，縫合糸による角膜障害が起こるおそれがある。

図7-20　眼瞼縁の8の字縫合術
切除後の眼瞼縁を8の字を描くように縫合する。縫合糸は眼瞼の厚さの半分よりもわずかに皮膚側を通すとよい。半分よりも結膜側に縫合糸を通すと術後に内反しやすい。

201

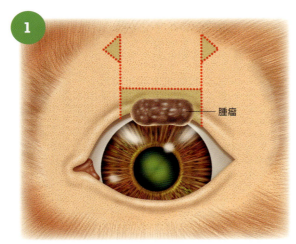
……は眼瞼の切開予定線，■は切除予定領域。

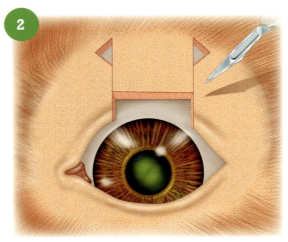
メスで切開および切除したところ。

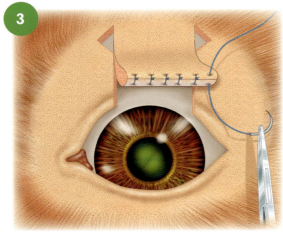
眼瞼縁を縫合する。このとき，眼瞼外反をつくるかのように眼瞼結膜を外側に引っ張りながら縫合しておくと，術後の縫合糸による角膜障害が予防できる。

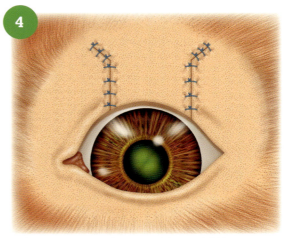
皮膚をスライドさせて縫合する。縫合糸が結膜側に出ないように半層の単純結節縫合（図 7-14 ❷と同様）を行う。

図 7-21 sliding skin graft 法
腫瘤が眼瞼縁の長さの 1/3 以上の場合。皮膚に図のような切開を加え，腫瘤を眼瞼ごと切除したのち，皮膚をスライドさせて縫合し，眼瞼を再建する。

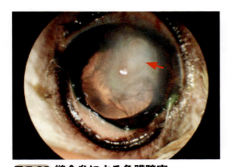
図 7-22 縫合糸による角膜障害
縫合糸が眼瞼結膜側に露出していたことにより角膜障害が引き起こされた（→）。

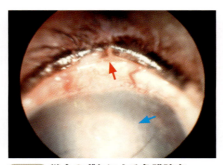
図 7-23 縫合のずれによる角膜障害
眼瞼縁断端の縫合がずれていたことにより（→），角膜障害（→）が引き起こされた。

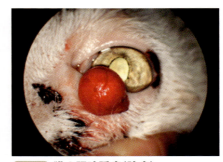
図 7-24 猫の眼瞼腫瘍（腺癌）
局所切除が何度か行われており，再発を繰り返すことを理由に紹介来院したが，その時点ですでに肺転移が認められた。

第7章 外科的治療・処置 Surgery Let's challenge! | 眼瞼腫瘤切除術

❸術後の腫瘤の再発・転移

再発は，切除時のマージン不足によるものである。転移はとくに猫で注意したい。犬の眼瞼腫瘍はマイボーム腺腫などの良性腫瘍であることが多いが，猫は扁平上皮癌や腺癌などの悪性腫瘍が多い（図7-24）。猫の眼瞼腫瘍症例が来院した場合は，早急に切除および病理組織検査を行い，遠隔転移の有無を確認し，追加治療について検討する。

> **眼瞼腫瘤切除術のポイント**
> ・手技自体は簡単であるが，縫合のしかたで仕上がりに差が現れやすい手術である。縫合糸を通す位置に注意する。
> ・縫合糸は細めのもの（6-0 など）を使用したほうが仕上がりがきれいである。

角膜格子状切開術

角膜に細かな格子状の切創をつける

1 手術の目的

再発を繰り返す難治性角膜上皮びらんの症例において，壊死して接着不良を起こしている上皮組織を除去し，新しい上皮組織の再生を促す。

2 手術の適応疾患

犬の難治性角膜上皮びらん，再発性角膜上皮びらんが適応疾患である。点眼治療を2週間以上行っても治癒しない，または再発を繰り返す症例が該当し，そのような症例では次の2つの所見が認められる。

1. 接着せずに遊離した上皮や，壊死した上皮が確認できる（図7-25 A）
2. フルオレセイン染色検査で，欠損している上皮の周囲に染色液が染み込む（図7-25 B）

3 必要な器具

・開瞼器
・25 G 注射針
・鉗子
・滅菌綿棒
・点眼麻酔薬（オキシブプロカイン）

4 術式

通常は全身麻酔下で行うが，動物がかなりおとなしい場合は点眼麻酔と保定で実施可能な場合もある。

❶全身麻酔下で行う場合

25 G 注射針の先端で，角膜表面に格子状に傷をつける（図7-26）。

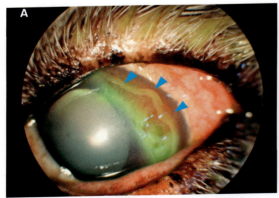 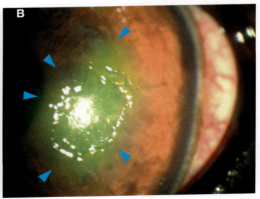

図7-25 再発性・難治性角膜上皮びらんの特徴所見
A：壊死した上皮組織が接着せずに遊離している（▶）。フルオレセインで広範囲に染色されているのがわかる。

B：上皮が欠損している領域が染色されているのに加えて，その周辺に染色液が染み込んでいるように観察される（▶）。

203

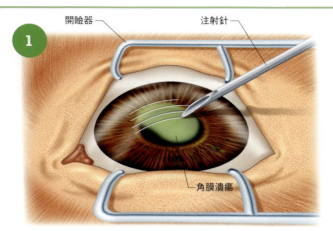
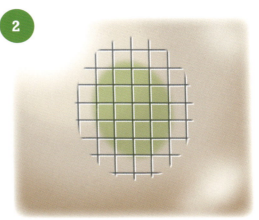

注射針の先端で，角膜表面をこするようにして（単層上皮の厚さの分だけ），2〜3 mm格子状にごく浅い傷をつける。実質まで深く傷をつける必要はない。

フルオレセイン染色液が染みこんでいる範囲よりも広めに，外側の正常な角膜上皮を含めて切開する。

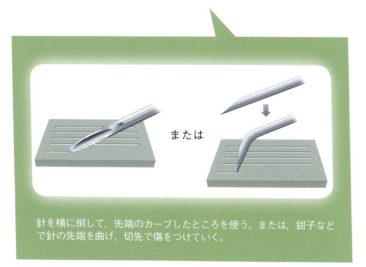

針を横に倒して，先端のカーブしたところを使う。または，鉗子などで針の先端を曲げ，切先で傷をつけていく。

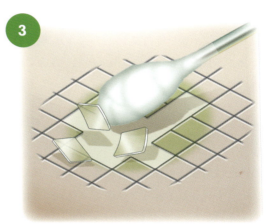

表面に残った遊離上皮を綿棒で除去する。

図7-26 角膜格子状切開術
全身麻酔下で行う。フルオレセイン染色を施した角膜表面に格子状に傷をつけ，接着不良の角膜上皮細胞を除去し，再生を促す。

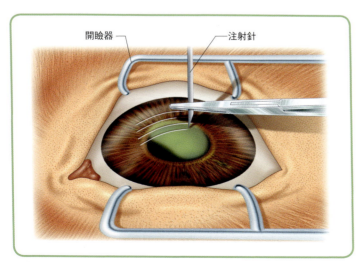

図7-27 覚醒・点眼麻酔下での角膜格子状切開術
先端のみが出るように注射針を鉗子で把持し，格子状切開を行う。

❷**覚醒・点眼麻酔下で行う場合**

　動物が動いても安全なように，鉗子で針の先端を把持して切開する（図7-27）。

5 トラブルと防止策

❶**角膜上皮びらんの再発**

　格子状切開の範囲が狭いと，角膜実質から遊離している上皮が残ってしまい，そこから上皮びらんが再発する。そのため，正常にみえる領域も含めて角膜上皮を格子状に切開する。

また，針で切開を加えたのち，滅菌綿棒で遊離している上皮をすべて剥がすとよい。正常な角膜上皮は，綿棒でこすっても剥がれることはない。綿棒で剥がれる上皮は接着不良の上皮である。

注意点　角膜上皮びらんの再発は，点眼麻酔下で処置した症例で起こりやすい。動物が覚醒しているため，遊離した上皮を取り残してしまうことが原因である。

角膜格子状切開術のポイント

- 上皮びらんが広範囲に及ぶ場合は，全身麻酔下で処置を行い，遊離した上皮の取り残しが起こらないようにする(全身麻酔のリスクを伴う症例は除く)。
- 猫では，角膜格子状切開術後に角膜黒色壊死症が発生したとの報告があるため，禁忌である。

【中級編】

結膜フラップ術

部分的に結膜で覆って栄養も補助する

1　手術の目的

角膜実質の深層に及ぶ角膜障害において，結膜組織を縫着させることで脆弱化している角膜組織を支持し，線維芽細胞，上皮細胞，血液成分を供給する。

2　手術の適応疾患

- 角膜潰瘍(実質深層やデスメ膜に及ぶ深い潰瘍)
- 角膜穿孔(図7-28)

注意点　角膜穿孔は，穿孔創が角膜面積の2/3以上の場合や，眼球内容物の露出が重度(水晶体や硝子体の逸脱など)の場合は，眼球摘出術の適応になる。

3　必要な器具

- 開瞼器
- 結膜鑷子
- スプリング剪刀
- 眼科用マイクロ剪刀
- 眼科用持針器(バラッケ氏持針器)
- 7-0バイクリル糸

4　術式

❶有茎弁移植法

全身麻酔下で眼球結膜を有茎弁状に切り出し，角膜の潰瘍・穿孔を覆う方法である(図7-29)。有茎弁はそのまま残しておいても問題はないが，潰瘍が組織で埋められ角膜の再生が認められれば(約3カ月後)，除去してよい。ただし，除去の際に全身麻酔が必要である。

利点：角膜を覆う結膜組織が少なく，術後の混濁領域が小さい。
欠点：角膜と結膜を細かく縫合する必要がある。

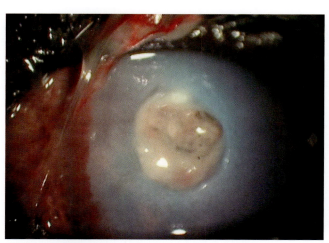

図7-28　角膜穿孔

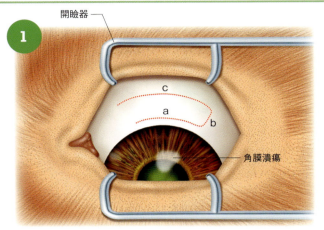
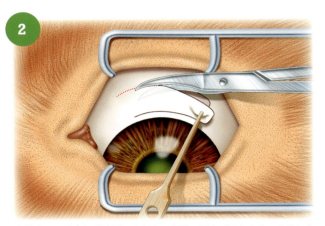

……は結膜の切開予定線。最初にaのラインをメスで切開し、有茎弁にする領域の結膜をスプリング剪刀でテノン嚢から剥離して、b・cを切開する。

有茎弁は、障害部分を覆ったときに結膜に張力がかからないように十分に切り出す。

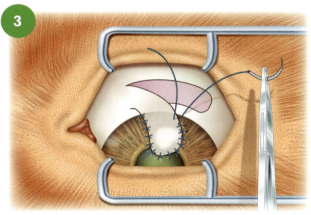
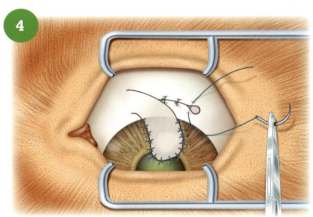

障害部位が完全に覆われるように有茎弁を移動し、角膜に単純結節縫合をする。

移植元の結膜切開部分に単純結節縫合を施す。

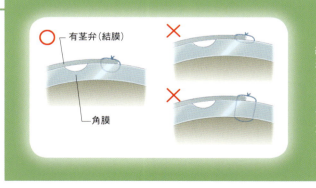

縫合糸は角膜全層を貫通させないようにする。ただし、浅すぎると角膜が裂けてフラップがはずれることがある。全層を貫通させると、房水漏出、角膜内皮障害、縫合によるゆがみ、角膜裂傷などが起こりやすい。

図7-29 結膜フラップ術・有茎弁移植法
結膜でつくった有茎弁で角膜の障害領域を被覆して栄養補助および保護を担わせ、再生を促す。

❷半周フラップ法

　全身麻酔下で眼球結膜に切開を加え、一部を鈍性剥離し、角膜の潰瘍・穿孔を広く覆う方法である（図7-30）。有茎弁移植法と同様に、角膜再生後のフラップはそのまま残しておいても問題はないが、約3カ月後に除去してもよい。

・利点：少ない縫合数で障害部位を覆うことができる。
・欠点：角膜を覆う面積が大きいため、視覚や見た目の問題が発生する。また、結膜組織を広く鈍性剥離する必要がある。

第7章 外科的治療・処置 Surgery
Let's challenge! | 結膜フラップ術

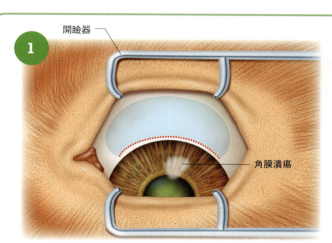

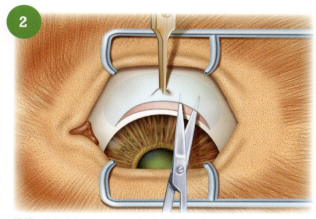

・・・・は結膜の切開予定線、■は鈍性剥離領域。

結膜に切開を加え、フラップの根元になる領域の結膜組織をテノン嚢から鈍性剥離する。障害部分を覆ったときに結膜に張力がかからないように、広めに剥離する。

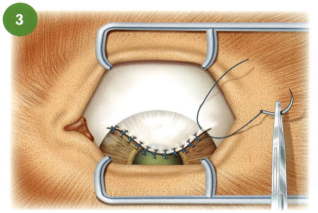

障害部分をフラップで覆い、結膜と角膜を縫合する。

図7-30 結膜フラップ術・半周フラップ法
角膜を結膜で半月状に被覆する方法。

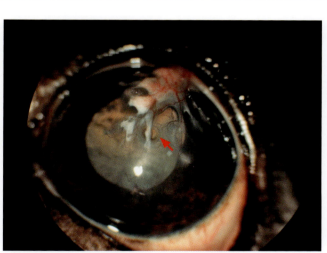

図7-31 フラップが外れて潰瘍が再露出した例
有茎弁移植法による結膜フラップ術を行ったが、フラップが外れ、角膜潰瘍（→）が露出した。

5 トラブルと防止策

❶ **フラップが外れて角膜潰瘍・穿孔が露出する**

・結膜に強い張力がかかっている
　角膜に縫合する結膜組織を十分に剥離し、張力がかからないようにする。

・結膜と角膜を縫合する際に角膜への針の刺入が浅い
　縫合針を浅く刺入すると、角膜が裂け、結膜フラップが外れる（図7-31）。角膜実質の中間に向かって刺入し、ただし角膜全層を貫通させないように縫合する。

結膜フラップ術のポイント

・有茎弁移植法では、フラップにする結膜が小さいと障害部位全体を覆うことが不可能になる。大きめに切開するように注意する。

・有茎弁移植法も半周フラップ法も、結膜を角膜に縫合する際に、結膜に強い張力がかかっていないことを確認する。張力が強い場合は、結膜の剥離範囲を広げる。

シリコンインプラント挿入術（義眼挿入術）

＞ 眼球内部を摘出してシリコンボールを入れる

1 手術の目的

慢性緑内障で眼球が腫大し，瞬目不全や痛みを伴い，視覚回復が望めない症例において，疼痛緩和と外貌の維持を目的に行う。

2 手術の適応疾患

- **慢性緑内障**（基礎神経学的検査で威嚇反射・対光反射・眩目反射が消失しており，治療を行っても視覚回復が望めないもの）（図7-32）

注意点　①眼内の腫瘍，②腫瘍の可能性がある疾患，③猫は，シリコンインプラント挿入術の不適応であり，眼球摘出術の適応になる。

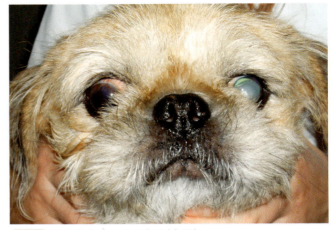

図7-32 慢性緑内障による牛眼（右眼）

3 必要な器具

- 開瞼器
- 結膜鑷子
- 眼科用マイクロ剪刀
- スプリング剪刀
- （・外科剪刀）
- メス刃（No.11）
- シリコンボール（16〜19 mm）
- シリコンボール挿入器（図7-33）
- 7-0 バイクリル糸
- 眼科用持針器
- マイクロ手術用の焼烙器

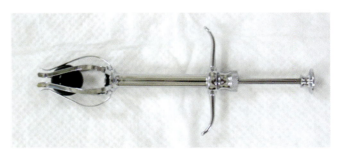

図7-33 シリコンボールとシリコンボール挿入器

4 術式

全身麻酔下で強膜を切開し，眼球内組織を摘出したのち，シリコンボールを眼球内に挿入する（図7-34）。切開創をすべて縫合し，術後は感染や炎症をコントロールしながら経過をみる。

5 トラブルと防止策

❶術後の涙液減少

シリコンインプラント挿入術後は，眼内がシリコンボールに置き換わることと，角膜の痛覚が鈍化することから，涙液減少が生じ，角膜障害が起こる症例もある。術前に涙液量を測定し，重度の乾性角結膜炎（シルマーティアテストで5 mm/分以下）が認められる症例は，眼球摘出術を行うほうが望ましい。軽〜中等度の症例には小さめのシリコンボールを挿入し，角膜の露出を抑え，ヒアルロン酸点眼液を継続的に使用して角膜障害の発生を予防する。

第7章 外科的治療・処置 Surgery　Let's challenge! ｜ シリコンインプラント挿入術（義眼挿入術）

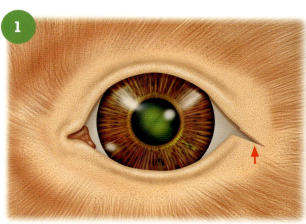

眼瞼裂が小さい症例は，外科剪刀で外眼角切開を行い（→），眼球結膜が十分に露出するようにする。

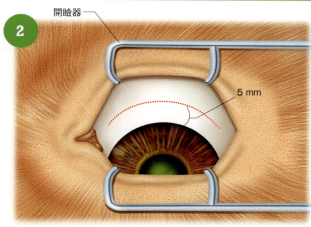

角膜輪部から約5 mm離れた位置で結膜を切開する（……）。結膜とテノン嚢を強膜から剥離し，強膜を露出させる。

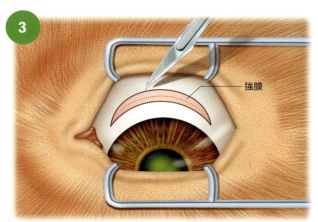

メスの先端でひっかくようにして強膜に切開予定ラインを印しておく（眼球は中空の球体であるため，切開前に印をつけておかないと，いざメスを入れて眼球が虚脱したときに切開している位置を見失ってしまう）。

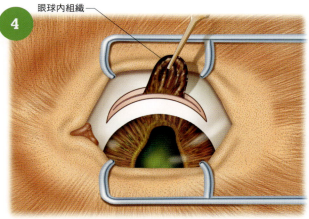

メスとスプリング剪刀で強膜を切開したのち，房水や血液をサクションで吸引しながら，眼球内組織（ぶどう膜，水晶体など）を結膜鑷子で取り出す。網膜は視神経乳頭の位置で鈍性に剥離する。

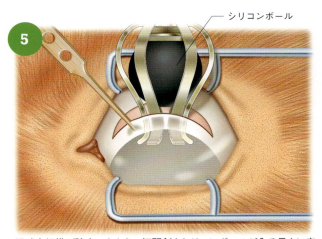

眼球内組織が除去できたら，切開創をシリコンボールが入る長さに広げ，挿入器を使用してシリコンボールを眼内に挿入する（切開創が小さいとシリコンボールを入れた際に強膜が裂けてしまうため，十分に広げておく）。

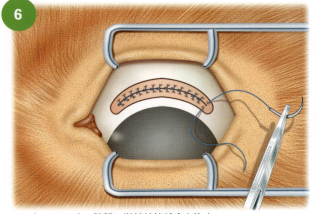

7-0 バイクリル糸で強膜に単純結節縫合を施す。
（次ページにつづく）

図 7-34 シリコンインプラント挿入術
眼球内組織を摘出して強膜と角膜のみにし，シリコンインプラント（シリコンボール）を挿入する。

（図7-34のつづき）

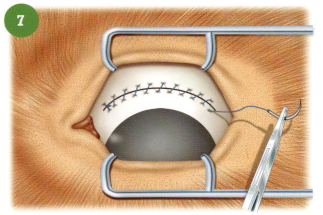

7

結膜に単純連続縫合を施す（単純結節縫合でもよい）。

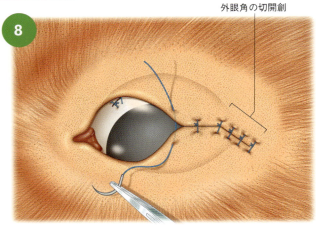

8

外眼角の切開創

外眼角切開を行った場合は，外眼角に単純結紮縫合を施す。眼瞼縫合を2糸ほど行い（図7-14を参照），術後の強膜の腫脹に伴う眼表面の乾燥を防ぐ。

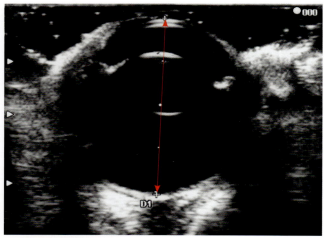

図7-35 眼軸長の測定
眼球の中心を通るように描出し，角膜から視神経乳頭までの長さ（⟷）を眼軸長として測定する。眼軸長よりも1 mm小さなシリコンボールを選択すると，ちょうどよい。

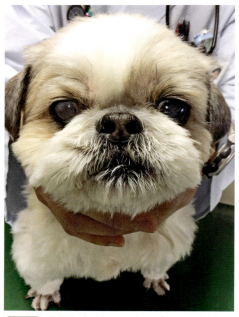

図7-36 右眼にシリコンインプラント挿入術を行った症例
正常な左眼に比べると少し小さくみえるが，違和感はほとんどない。

❷シリコンボールが小さすぎる

挿入したシリコンボールが小さすぎて，眼球が眼窩の方向に陥凹する場合がある。術前に正常眼の眼球超音波検査を行い，眼軸長を測定してからシリコンボールの大きさを決めるとよい（図7-35，図7-36）。

第 **7** 章 **外科的治療・処置** *Surgery*
Let's challenge! | **シリコンインプラント挿入術（義眼挿入術）**

シリコンインプラント挿入術のポイント

・正常眼の眼軸長よりも 1 mm 小さなシリコンボールを挿入すると，ちょうどよい。
・術前に軽度の涙液減少が認められる症例では，2 mm 小さなシリコンボールを選択すると，術後の角膜炎を軽減できる。

Conclusion

おわりに

　一次診療で実施できる眼科手術は，手技は簡単であるが，症例の状態を適切に判断してから実施しなければ，かえって悪化させてしまう場合がある。眼と全身の状態をよく観察し，手術の目的および術式を確実に理解してから実践してほしい。

第**3**部 一次診療のための外科

さくいん

英数

8 の字縫合術	200
$\alpha_1\beta$遮断薬	115, 127
α_1遮断薬	127
β_1遮断薬	127
β遮断薬	115, 127
CT 検査	14
FeLV（猫白血病ウイルス）	33
FIP（猫伝染性腹膜炎）	33
FIV（猫免疫不全ウイルス）	33
MRI 検査	14
NSAIDs（非ステロイド性抗炎症薬）	34, 48, 58, 73, 98, 115
PA・ヨード	195
sliding skin graft 法	200
T 字軟骨	6
V 字切開術	200
X 線検査	14

あ

悪性黒色腫	189
アザチオプリン	33
アスタキサンチン	141
アセチルシステイン	48, 73

い

威嚇反射	11
異所性睫毛	122
イソソルビド	149
痛み	10, 106
犬ジステンパー	27
インターフェロン	168

う

運動失調	142
運動障害	142

え

壊死性髄膜脳炎	149
炎症	18

お

オキシブプロカイン	195

か

開瞼器	192
角結膜染色検査	12
フルオレセイン染色	12
ローズベンガル染色	13
拡大鏡	193
角膜	6
実質	6

上皮	6
デスメ膜	6
内皮	6
角膜移植術	48, 78
角膜潰瘍	122
角膜格子状切開術	48, **203**
角膜黒色壊死症	167, 205
角膜混濁	9, **65**, 77
角膜ジストロフィー	71
角膜障害	34, 47
角膜上皮細胞	9
角膜上皮びらん	42
角膜穿孔	**47**, 108
角膜塗抹検査	168
角膜内皮細胞	6, 77
角膜内皮ジストロフィー	**77**, 161
角膜浮腫	9, 57
角膜変性症	71
角膜保護薬	168
角膜輪部	20, 35
過熟白内障	86, **92**, 96, 100
下垂体巨大腺腫	149
画像検査	14
カルプロフェン	115
加齢白内障	**91**, 100
眼圧検査	12
眼圧上昇	58
眼科検査	10
眼科手術用顕微鏡	193
眼球結膜	6
眼球腫大	58, 125
眼球超音波検査	14, 50
眼球摘出術	116, 161, 189, 208
眼瞼	6
眼瞼痙攣	106
眼瞼結膜	6
眼瞼腫瘍	203
眼瞼腫瘤摘出術	200
眼瞼内反症	121

213

	眼瞼反射	11
	眼瞼縫合術	195
	眼脂	19
	眼軸長	210
	眼振	130
	眼神経枝	10, 107
	乾性角結膜炎	**27**, 47
	感染症	33, 134, 167
	感染症検査	14, 189
	杆体細胞	8
	眼底検査	13
	眼底出血	49
	眼内出血	48, 62
	眼内腫瘍	32, 182
	顔面神経	6
	眼輪筋	6
き	義眼挿入術	208
	基礎神経学的検査	11, 130
	急性緑内障	108
	狭隅角	47, 161
	挟瞼器	200
	強膜	6
く	隅角	8
	隅角鏡	15
	隅角検査	15, 161
	隅角閉塞	47, 116, 189
	グリコサミノグリカン	6
	クリプトコッカス	33
け	血液検査	14
	血液房水関門	9, 80
	血管新生	8, **34**
	深層性血管新生	8, **35**
	表層性血管新生	8, **35**
	血清（点眼）	48, 73
	結膜	6
	眼球結膜	6
	眼瞼結膜	6
	結膜充血	8, 20
	結膜鑷子	192

	結膜フラップ術	48, **205**
	原発緑内障	107, 161
	眩目反射	11
こ	高カルシウム血症	72
	高眼圧	57, 62
	交感神経	8
	交感神経作動薬	21, 115, 127
	交感神経遮断薬	127
	抗菌薬	27, 34, 48, 73, 183
	高血圧	62, 134
	高血圧性網膜症	62
	虹彩	8
	虹彩萎縮	131, 175
	虹彩筋	174
	虹彩後癒着	85
	虹彩腫脹	49
	虹彩前癒着	45
	虹彩嚢胞	182
	虹彩メラノーシス	189
	虹彩毛様体腫瘍	183, 189
	虹彩癒着	47
	好酸球性角膜炎	168
	高脂血症	71, 87
	格子状切開術	48, **203**
	甲状腺機能亢進症	33, 134
	甲状腺機能低下症	42, 71
	後部ぶどう膜炎	49
	コラーゲン細線維	6
	混濁	9, **64**
	コンタクトレンズ	196, 200
さ	再発性角膜上皮びらん	42, 203
	サルファ剤	27
	三叉神経	6, 10
	眼神経枝	10, 107
	散瞳	8, 128, 174
	散瞳剤	13
し	視覚	128
	視覚障害	128
	視覚喪失	107, 128

さくいん

色素性角膜炎 ………………………… 47
色素性ぶどう膜炎 ………………… 181
色素沈着 …………………………… 47, 189
ジクアホソル …………………………… 27
シクロスポリン …………………… 27, 33
ジクロフェナク …………………… 115
視細胞 ………………………………… 8
脂質様房水 ……………………………… 81
持針器 ……………………………… 192
視神経 ………………………………… 8
視神経炎 …………………………… 134, 148
視神経乳頭 …………………………… 8
　　萎縮 ……………………………… 135
　　腫脹 ……………………………… 134
視神経乳頭低形成 ………………… 135, 152
ジピベフリン …………………… 115, 127
若年白内障 …………………………… **91**, 96
斜頸 ………………………………… 130
斜視 ………………………………… 130
充血 …………………………………… **20**, 106
　　結膜充血 ……………………… 8, **20**
　　毛様充血 ……………………… 8, **20**
縮瞳 ………………………………… 8
出血 …………………………………… 9, 48
　　眼底出血 ……………………… 49
　　眼内出血 ……………………… 48, 62
　　前房出血 ……………………… 49
瞬膜（第三眼瞼） ………………… 6
瞬膜腺　☞ 第三眼瞼腺 ………… 6
瞬膜突出　☞ 第三眼瞼突出 …… 108
瞬膜フラップ術 ………………… 198
瞬目 ………………………………… 6
上眼瞼挙筋 ……………………… 6
硝子体 ……………………………… 8
硝子体混濁 ……………………… 86
硝子体変性 ……………………… 57
小水晶体 ………………………… 91, 153
小乳頭 …………………………… 153
睫毛鑷子 ………………………… 122

焼烙器 ……………………………… 194
初発白内障 ……………………… 57, **92**
シリコンインプラント挿入術 ……… 116, 161, **208**
シリコンボール …………………… 208
視力 ………………………………… 128
シルマーティアテスト …………… 12
視路 ………………………………… 129
神経網膜 …………………………… 8
進行性網膜萎縮症 ……………… 103, 135, 140
人工涙液 ………………………… 27
深層性血管新生 ………………… 8, **35**
腎不全 …………………………… 62
水晶体 …………………………… 8
　　核 ………………………… 8
　　後極 ……………………… 92
　　後嚢 ……………………… 92
　　後皮質 …………………… 92
　　前嚢 ……………………… 100
　　嚢 ………………………… 8
　　皮質 ……………………… 8
水晶体起因性ぶどう膜炎 ……… **98**, 103
水晶体後方脱臼 ………………… 105, 116
水晶体前方脱臼 ………………… 108, 115
水晶体脱臼 …………………… 115
水晶体タンパク質 ……………… 8
水晶体摘出術 …………………… 116
錐体細胞 ………………………… 8
髄膜腫 …………………………… 145
ステロイド反応性ぶどう膜炎 …… 33
スプリング剪刀 ………………… 193
スリットランプ検査 …………… 13
成熟白内障 …………………… 86, **92**
星状硝子体 …………………… 57
セフェム系 …………………… 27, 73
旋回運動 ……………………… 129
腺癌 ………………………… 203
浅前房 ……………………… 47
先天白内障 ………………… 91
前部ぶどう膜 …………………… 10, 107

215

	前部ぶどう膜炎	49
	前房	9
	前房混濁	78, 88
	前房出血	49
	前房蓄膿	81
	前房フレア	79
そ	続発症	
	角膜穿孔の	47
	眼内出血の	62
	虹彩毛様体腫瘍の	189
	色素性ぶどう膜炎の	183
	進行性網膜萎縮症の	140
	水晶体脱臼の	116
	白内障の	90, 103
	ぶどう膜炎の	91
	続発緑内障	47, 103, 114, **127**, 189
た	第一次硝子体過形成遺残	153
	対光反射	11, 131
	第三眼瞼（瞬膜）	6
	第三眼瞼腺	6
	第三眼瞼突出	108
	タイトジャンクション	80
	多飲多尿	84
	多発性眼奇形	153
	タペタム	8
	反射亢進	135
	炭酸脱水素酵素阻害薬	115, 127
ち	チモロール	115, 127
	超音波検査	14
	治療用ソフトコンタクトレンズ	196, 200
	チン氏帯	8
て	デキサメタゾン	34
	デスメ膜	6
	テノン嚢	20
	点眼麻酔	195
と	動眼神経	6
	動眼神経麻痺	175
	瞳孔	8
	瞳孔括約筋	8

	瞳孔散大筋	8
	瞳孔膜遺残	66, 91
	糖尿病	33, 87
	糖尿病性白内障	87
	トキソプラズマ	33
	突発性後天性網膜変性症	135
	トラボプロスト	127
	トリアムシノロン	34
	ドルゾラミド	115, 127
な	難治性角膜上皮びらん	42, 203
に	肉芽腫性髄膜脳脊髄炎	149
	ニプラジロール	115, 127
	ニューキノロン系	34, 48
ね	猫伝染性腹膜炎（FIP）	33
	猫白血病ウイルス（FeLV）	33
	猫免疫不全ウイルス（FIV）	33
の	脳圧亢進	149
	脳炎	149
	脳腫瘍	145, **149**, 175
	膿性眼脂	109
は	白内障	9, **90**, 103, 140
	過熟白内障	86, **92**, 96, 100
	加齢白内障	**91**, 100
	若年白内障	**91**, 96
	初発白内障	57, **92**
	成熟白内障	86, **92**
	先天白内障	91
	糖尿病性白内障	87
	未熟白内障	92
	白内障手術	104
	半周フラップ法	206
ひ	ヒアルロン酸	27, 48, 73, 161, 168
	非ステロイド性抗炎症薬（NSAIDs）	34, 48, 58, 73, 98, 115
	ビタミンE	141
	表層性血管新生	8, **35**
	鼻涙管疎通検査	12
	ピロカルピン	127
ふ	フェニレフリン	21

さくいん

副交感神経	8
副交感神経作動薬	127
副腎皮質ステロイド薬	27, 34, 98, 149, 183
副腎皮質機能亢進症	27, 42, 72
ぶどう膜	8
前部ぶどう膜	10, 107
ぶどう膜炎	**32**, 79, 108
ぶどう膜皮膚症候群	33
ブナゾシン	127
フルオレセイン染色	12
フルオロキノロン系	27, 73
プレドニゾロン	34, 149
プロスタグランジン誘導体製剤	62, 127

へ
ベタキソロール	127
ベタメタゾン	34
ヘミデスモゾーム	6
ヘルペス性角結膜炎	168
扁平上皮癌	203

ほ
胞状網膜剥離	32, 134
房水	8

ま
マイクロ剪刀	193
マイボーム腺腫	203
慢性緑内障	208

み
未熟白内障	92
水・ムチン層	9
脈絡膜	8
脈絡膜血管	144
脈絡網膜炎　☞ 網脈絡膜炎	61, 134
ミュラー筋	6

む
無色素上皮	80
ムチン	9, 13

め
メラノーシス	189
免疫介在性ぶどう膜炎	33
綿糸法	12

も
網膜	8, 141
網膜血管	150
狭細化	135
出血	49
消失	105

網膜色素上皮	8
網膜出血	62
網膜電図検査	15
網膜剥離	58, 62, 103, 126, **134**
胞状網膜剥離	32, 134
裂孔原性網膜剥離	134
網膜変性	88, 103
網脈絡膜炎	61, 134
毛様充血	8, **20**
毛様体	8

ゆ
有茎弁移植法	205
油層	9

ら
ラタノプロスト	127

り
流涙	106
緑内障	107, 131, 161
急性緑内障	108
原発緑内障	107, 161
続発緑内障	47, 103, 114, **127**, 189
慢性緑内障	208
リンパ腫	89, 126

る
涙液	6, 9
涙液減少	27
涙液膜	6, 9
水・ムチン層	9
油層	9
涙液量検査	12
シルマーティアテスト	12
綿糸法	12
涙腺	6

れ
裂孔原性網膜剥離	134
レパミピド	27

ろ
ローズベンガル染色	13

本書に登場した症例の **診断名一覧**

第2章 眼が赤い

CASE 1　p. 23～27　乾性角結膜炎および白内障
CASE 2　p. 28～34　（免疫介在性）ぶどう膜炎とそれによる胞状網膜剥離
CASE 3　p. 38～42　甲状腺機能低下症による難治性（再発性）角膜上皮びらん
CASE 4　p. 43～48　右眼…乾性角結膜炎による色素性角膜炎
　　　　　　　　　　左眼…角膜穿孔
CASE 5　p. 53～58　網膜剥離とそれによる眼圧上昇
CASE 6　p. 58～62　腎不全・高血圧による網膜剥離

第3章 眼が白い

CASE 7　p. 68～73　高脂血症および甲状腺機能低下症を伴った角膜変性症
CASE 8　p. 73～78　角膜内皮ジストロフィー
CASE 9　p. 82～89　高脂血症および糖尿病による糖尿病性白内障・水晶体起因性ぶどう膜炎・
　　　　　　　　　　網膜変性・網膜剥離
CASE 10　p. 94～99　若年白内障（過熟期）とそれによる水晶体起因性ぶどう膜炎・網膜剥離
CASE 11　p. 99～105　進行性網膜萎縮症および白内障（過熟期）

第4章 眼が痛そう

CASE 12　p. 111～117　水晶体前方脱臼とそれによる続発緑内障・ぶどう膜炎
CASE 13　p. 117～122　異所性睫毛を原因とする角膜潰瘍
CASE 14　p. 122～127　リンパ腫によるぶどう膜炎・網膜剥離・続発緑内障

第5章 眼が見えていない

CASE 15　p. 136～141　進行性網膜萎縮症
CASE 16　p. 142～145　脳腫瘍による視覚障害および運動失調
CASE 17　p. 146～149　下垂体巨大腺腫による視覚障害
CASE 18　p. 150～153　視神経乳頭低形成

第6章 くらべる Q&A

CASE 19　p. 154～161　原発緑内障
CASE 20　p. 154～161　角膜内皮ジストロフィー
CASE 21　p. 162～168　好酸球性角膜炎
CASE 22　p. 162～168　ヘルペス性角結膜炎
CASE 23　p. 169～175　虹彩萎縮
CASE 24　p. 169～175　脳腫瘍による動眼神経麻痺
CASE 25　p. 176～183　虹彩嚢胞およびぶどう膜炎
CASE 26　p. 176～183　虹彩毛様体腫瘍
CASE 27　p. 183～189　虹彩毛様体腫瘍とそれによるぶどう膜炎・続発緑内障
CASE 28　p. 183～189　虹彩メラノーシス

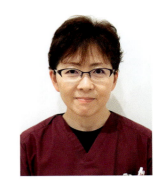

都築 圭子
Keiko Tsuzuki

1993	酪農学園大学酪農学部獣医学科卒業
1995	東京大学農学部獣医学科獣医外科学研究室研究生修了
1995	小動物開業病院勤務
1998	同　　　退職
1998	酪農学園大学附属動物病院外科系診療科研修医
2003	酪農学園大学獣医学部獣医学科嘱託助手
2008	博士号（獣医学）取得　（酪農学園大学）
2009	酪農学園大学　退職
2009	東京大学大学院農学生命科学研究科附属動物医療センター外科系診療科・眼科 特任助教
	現在に至る

撮影協力　p. 11～13　（五十音順）
貝本竜規／YPC 東京動物整形外科病院
片桐浩基／鈴木犬猫病院

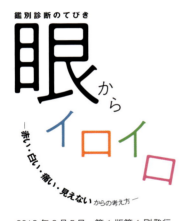

鑑別診断のてびき
眼からイロイロ
―赤い・白い・痛い・見えないからの考え方―

2018年8月5日　第1版第1刷発行
2021年2月1日　第1版第2刷発行

著　者　都築圭子
発行人　西澤行人
発行所　株式会社 EDUWARD Press（エデュワードプレス）
　　　　〒194-0022
　　　　東京都町田市森野 1-27-14　サカヤビル2F
　　　　編集部　Tel：042-707-6138 ／ Fax：042-707-6139
　　　　業務部（受注専用）　Tel：0120-80-1906 ／ Fax：0120-80-1872
　　　　振替口座　00140-2-721535
　　　　E-mail　　info@eduward.jp
　　　　WEB Site　https://eduward.jp（コーポレイトサイト）
　　　　　　　　　https://eduward.online（オンラインショップ）
イラスト　　　　　河島正進（KIP工房）
　　　　　　　　　狸太郎
表紙・本文デザイン　I'll Products
組版・印刷・製本　瞬報社写真印刷株式会社

乱丁・落丁の場合は，弊社で送料を負担してお取り替えしますので上記までご連絡ください。
本書の内容の一部または全部を無断で複写・複製・転載（電子化を含む）することを禁じます。
本書の内容に変更・訂正などがあった場合は，小社 WEB Site（上記参照）にてお知らせいたします。
© 2018 Keiko Tsuzuki All Rights Reserved. Printed in Japan
ISBN978-4-86671-022-8　C3047